Tina Katamea

Rastreio neonatal da doença falciforme em Lubumbashi

Tina Katamea

Rastreio neonatal da doença falciforme em Lubumbashi

Avaliação dos conhecimentos sobre a doença, da aceitabilidade do rastreio neonatal e da prevalência

ScienciaScripts

Imprint

Any brand names and product names mentioned in this book are subject to trademark, brand or patent protection and are trademarks or registered trademarks of their respective holders. The use of brand names, product names, common names, trade names, product descriptions etc. even without a particular marking in this work is in no way to be construed to mean that such names may be regarded as unrestricted in respect of trademark and brand protection legislation and could thus be used by anyone.

Cover image: www.ingimage.com

This book is a translation from the original published under ISBN 978-620-6-72293-9.

Publisher:
Sciencia Scripts
is a trademark of
Dodo Books Indian Ocean Ltd. and OmniScriptum S.R.L publishing group

120 High Road, East Finchley, London, N2 9ED, United Kingdom
Str. Armeneasca 28/1, office 1, Chisinau MD-2012, Republic of Moldova, Europe
Printed at: see last page
ISBN: 978-620-8-08583-4

ÍNDICE DE CONTEÚDOS

LISTA DE PUBLICAÇÕES 2

EPÍGRAFE 3

DEDICAÇÃO 4

AGRADECIMENTOS 5

RESUMO 6

INTRODUÇÃO 7

CAPÍTULO I 13

CAPÍTULO II 24

CAPÍTULO III 33

CAPÍTULO IV 75

CONCLUSÃO GERAL 80

PERSPECTIVAS 81

RECOMENDAÇÕES 82

LISTA DE PUBLICAÇÕES

Determinação da fiabilidade diagnóstica do teste rápido Sickle SCAN® em DND em Lubumbashi, República Democrática do Congo

Autores: Tina Katamea, Olivier Mukuku, Oscar N. Luboya, Léon Tshilolo, Stanis O. Wembonyama

Jornal : British Journal of Haematology Artigo original: 2021; 193 (Suppl. 1): 25

Determinar o nível de aceitabilidade dos RSU e os factores que o influenciam na cidade de Lubumbashi na RDC

Autores: Katamea T, Mukuku O, Mutombo KA, Tshilolo LM, Luboya NO, Wembonyama SO

Revista: Global Journal of Medical, Pharmaceutical, and Biomedical Update (Jornal Global de Atualização Médica, Farmacêutica e Biomédica)

Artigo original : Não GJMPBU_7_2022

Determinação da prevalência da doença falciforme em Lubumbashi, República Democrática do Congo

Autores: Tina Katamea, Olivier Mukuku, Stanis O. Wembonyama

Revista: British Journal of Haematology

Artigo original: 2021; 193 (Suppl. 1): 31

Exatidão do diagnóstico do teste rápido Sickle SCAN® para o rastreio neonatal da doença falciforme em Lubumbashi, República Democrática do Congo

Autores: Tina Katamea, Olivier Mukuku, Oscar N. Luboya, Léon Tshilolo, Stanis O. Wembonyama

Revista: British Journal of Haematology

Artigo original: 2021; 193 (Suppl. 1): 25

Rastreio neonatal da doença falciforme em Lubumbashi, República Democrática do Congo: atualização da prevalência da doença

Autores: Tina Katamea, Olivier Mukuku, Stanis O. Wembonyama

Revista: British Journal of Haematology

Artigo original: 2021; 193 (Suppl. 1): 31

EPIGRÁFICO

Quando alguém quer ser saudável, devemos primeiro perguntar-lhe se está disposto a eliminar as causas da sua doença. Só então é possível ajudá-la.

(Hipócrates)

DEDICAÇÃO

À minha família,
Os meus pais Paul e Marianne KATAMEA ; O meu querido marido Didier KAYEYE ;
Os meus filhos Tina, Marianne, Jérémie, Elie, Elise e David KAYEYE ; Os meus irmãos
Serge, Alex, Paul e Marc KATAMEA ;
A minha irmã Ghislaine Isonga ;
Os meus sobrinhos Paulo, Sérgio, Alex, Paulo, Alino e Alexandre KATAMEA.
Dedico-vos este trabalho.

AGRADECIMENTOS

A minha gratidão não tem limites para com o Senhor meu Deus, o Todo-Poderoso, que me deu o sopro da vida e a capacidade de realizar esta obra.
Aos meus pais, Paul e Marianne KATAMEA, que sempre me apoiaram, acompanharam e foram além do dever até aos dias de hoje, a minha dívida é eterna!

Ao meu querido marido Didier KAYEYE, que esteve sempre presente e cujo apoio foi fundamental para a realização deste trabalho. Esta conquista é um ponto de chegada de que te podes orgulhar e que podes também considerar como uma realização tua.

Ao promotor deste trabalho, Professor Emérito Doutor Stanislas Wembonyama Okitotsho, que, apesar das suas múltiplas ocupações, conduziu esta tese com um empenho e um rigor inigualáveis. Ser-lhe-ei sempre tão grato como um discípulo é ao seu mestre. Juntamente com ele, penso em todos os professores que me apoiaram durante a redação da minha tese, nomeadamente: Professor Doutor Oscar Luboya Numbi, Professor Doutor André Mutombo Kabamba, Professor Doutor Albert Mwembo Tambwe-A-Nkoy Albert, Professor Doutor Claude Mwamba Mulumba, para além das suas competências científicas, adquiri convosco valores humanos que prometo nunca trair.

Ao pessoal médico da ONG LIGHT OF HOPE: Sr. Degaul Fikisi, Sr. Emil Tambwe. Obrigado pelo vosso apoio ao longo dos últimos 5 anos.

Foi uma dádiva de Deus poder beneficiar da assistência e das sólidas competências técnicas da equipa de enfermagem do serviço de neonatologia das Clínicas Universitárias de Lubumbashi.

O sucesso de um projeto depende, por vezes, de alguns factores que podem parecer insignificantes mas que, no entanto, são decisivos. É o caso da lendária disponibilidade do Doutor Dinanga Nzala Paciente durante os momentos especiais desta tese, quando eu estava a preparar a parte teórica e a introduzir os dados recolhidos.

Na mesma linha, que todos os heróis não mencionados na sombra encontrem nestas palavras a expressão da minha sincera gratidão.
CT Dra. Tina KATAMEA

RESUMO

Introdução: *A doença falciforme é uma doença genética autossómica recessiva da hemoglobina. Resulta de uma mutação pontual no 6º códão do gene da beta-globina (no cromossoma 11), seguida da substituição da valina pelo ácido glutâmico na cadeia da hemoglobina. Nos países em desenvolvimento, é frequentemente diagnosticada tardiamente devido ao elevado custo e à complexidade dos métodos de diagnóstico convencionais. O objetivo deste estudo foi determinar a fiabilidade diagnóstica do teste Sickle SCAN® no rastreio neonatal com referência à eletroforese de Hb em Lubumbashi.*

Metodologia: *Trata-se de um estudo transversal realizado em várias fases complementares em função dos objectivos específicos.*

O Sickle scan foi testado em 365 recém-nascidos com idade igual ou inferior a 6 dias em 9 maternidades; a avaliação da aceitabilidade da DND e os factores que a influenciam foram determinados em 2032 adultos de 7 municípios; a prevalência da anemia falciforme foi determinada em 538 recém-nascidos com idade igual ou inferior a 6 dias em 9 maternidades; e o conhecimento dos prestadores de cuidados de saúde sobre a anemia falciforme e a sua DNN foi avaliado em 465 médicos e enfermeiros que trabalham em ambientes pediátricos em 16 unidades de saúde (privadas e públicas) em Lubumbashi.

Resultados: *A fiabilidade do Sickle scan foi de 97,26% no DND; a aceitabilidade do DND foi de 84,50% e foi influenciada pela idade, sexo e religião; a prevalência neonatal de Hb SS foi de 5,01% e o bom conhecimento da doença falciforme foi de 7,96% e 23,66% para o DND.*

Conclusão: *Este estudo demonstrou que o teste Sickle scan é uma ferramenta fiável, benéfica e eficiente que recomendamos para o rastreio sistemático em larga escala da doença falciforme na RDC.*

Palavras-chave: *Doença falciforme, Rastreio neonatal, Fiabilidade, Aceitabilidade, Sickle SCAN®.*

INTRODUÇÃO

1. Estado da pergunta

A anemia falciforme é uma doença genética autossómica recessiva da hemoglobina. Resulta de uma mutação pontual no 6º codão do gene da globina beta (substituição do aminoácido glutâmico por valina) no cromossoma 11. Existem duas formas de doença falciforme: a forma assintomática encontrada em portadores saudáveis (AS) não requer acompanhamento médico, mas deve beneficiar de aconselhamento genético, e a forma sintomática manifestada pela síndrome falciforme major (MSC). Esta última é constituída por homozigotos SS (a forma mais comum) e heterozigotos compostos (Sβ thal, SC, SE, etc.) [1]. Todos os anos, nascem mais de 500.000 crianças com doença falciforme, incluindo 300.000 em África, e metade delas morre antes dos 5 anos de idade [2]. A Organização Mundial de Saúde (OMS) estima que a doença falciforme contribui para o equivalente a 5% de toda a mortalidade de menores de cinco anos no continente africano, e até 16% em certos países da África Ocidental (Nigéria e Gana) [3]. Esta taxa de mortalidade é muito mais elevada do que a das crianças com doença falciforme que vivem na Europa, onde mais de 90% delas atingem a idade adulta [4].

A falta de dados fiáveis na maioria dos países torna difícil estimar o número de pessoas efetivamente afectadas em todo o mundo. Não existem registos nacionais da doença, mesmo nos países desenvolvidos que têm programas de rastreio neonatal da doença falciforme (SCD) há vários anos (Estados Unidos, Reino Unido, França). Foram publicadas várias estimativas, que referem frequências de distribuição do alelo S muito variáveis consoante a região. A nível mundial, estimativas recentes indicam que, em 2010, nasceram em todo o mundo 312 302 recém-nascidos homozigóticos SS e 5 476 407 recém-nascidos heterozigóticos AS. 75,5% dos recém-nascidos homozigóticos SS nasceram na África Subsariana (235 681), 16,9% na região árabe-indiana (46 826), 4,6% nas Américas (12 802), 3% na Eurásia (7 493) e 0% no Sudeste Asiático. De acordo com estas estimativas, 50% do número total de bebés com SA ou SS nasceram em regiões específicas de três países: Nigéria, Índia e RDC. As frequências mais elevadas de Hb S (>10%) encontram-se quase exclusivamente na África Subsariana [5].

Em algumas partes desta região, a doença falciforme afecta até 2% dos recém-nascidos. A frequência do traço falciforme (ou seja, a percentagem de portadores saudáveis que não têm doença falciforme) é muito elevada. herdada de um só progenitor) atinge 10 a 40% na África equatorial, 1 a 2% na costa norte de África e menos de 1% na África Austral. Nos países da África Ocidental (Gana e Nigéria), a frequência do traço falciforme atinge 15 a 30%.

Em Uganda, essa taxa é de 45% entre os Baambas [3]. Nestes países africanos, a mortalidade entre as crianças com menos de 5 anos com doença falciforme pode rondar os 90%, ao passo que em todos os países de baixo rendimento a nível mundial, a mortalidade infantil (por todas as causas) tem vindo a diminuir desde 1990-2010. Pensa-se que esta elevada taxa de mortalidade entre os doentes com células falciformes está ligada à desnutrição, à pobreza e à falta de rastreio e vacinação [6].

Embora o rastreio em massa da doença falciforme em recém-nascidos em França, no Reino Unido e nos EUA se tenha tornado a norma devido à sua frequência, à utilidade do diagnóstico precoce e ao seu baixo custo, o mesmo não acontece em países com recursos limitados. A deteção desta doença à nascença deixa um intervalo de dois meses e meio para a aplicação de medidas terapêuticas e preventivas essenciais. Esta combinação de medidas reduz significativamente a morbilidade e a mortalidade durante os primeiros cinco anos de vida [7]. Em França, entre 1984 e 2019, o rastreio neonatal da doença falciforme levou à identificação de 9 260 recém-nascidos com doença falciforme (incluindo 586 em 2019) e 180 687 heterozigotos AS. Este rastreio permitiu a implementação precoce de medidas profilácticas para estas crianças, graças a um tecido sanitário e social estruturado. Desde a organização do rastreio, observou-se uma redução importante da mortalidade e da morbilidade nas crianças com doença falciforme, nomeadamente no que diz respeito às complicações infecciosas invasivas, à anemia e às complicações neurovasculares [8]. Em locais com recursos elevados, como os EUA, o Reino Unido e muitos países europeus, o rastreio universal de hemoglobinopatias no recém-nascido reduziu claramente a mortalidade infantil por doença falciforme [9,10]. Os testes de diagnóstico das hemoglobinopatias, quer através do rastreio neonatal quer mais tarde, envolvem uma série de métodos laboratoriais, incluindo várias técnicas de eletroforese (em gel ou capilar), cromatografia líquida de alta eficiência (HPLC), espetrometria de massa e testes genéticos. Todos estes métodos requerem equipamento especial, frequentemente dispendioso, e pessoal altamente qualificado [11].

A chave para combater a mortalidade precoce em crianças com doença falciforme é o diagnóstico rápido. Isto torna possível educar os pais sobre a melhor forma de cuidar dos seus filhos afectados, reconhecer sinais de perigo importantes e prevenir complicações através da utilização orientada de vacinas, antibióticos e medicamentos anti-maláricos. Estas medidas, que poderiam ser facilmente financiadas por muitos países da África subsariana (Angola, Quénia), conseguiram reduzir a elevada mortalidade precoce anteriormente observada noutras partes do mundo (Europa, América do Norte), e não há razão para suspeitar que o mesmo não aconteça se for amplamente implementado em locais com recursos limitados. No entanto, até à data, as instalações de diagnóstico das células falciformes continuam a ser deficientes em muitos países desta região, onde se restringem muitas vezes a instalações privadas e estão fora do alcance da maioria das pessoas que delas poderiam beneficiar [12]. Recentemente, foram disponibilizados testes rápidos. Eles permitem que um diagnóstico seja feito em menos de 30 minutos, sem a necessidade de uma visita ao laboratório [13].
Na ausência de medidas curativas, o rastreio neonatal permite iniciar o tratamento preventivo das complicações infecciosas e da anemia antes dos três meses de idade e informar os pais sobre a doença [14]. O teste Sickle SCAN® é um ensaio imunocromatográfico rápido, qualitativo e de fluxo lateral para as hemoglobinas A, S e C, destinado a identificar as doenças falciformes [15].

2. Questões

Na RDC, estima-se que 20 milhões de congoleses (25% a 30% da população) são portadores do gene da anemia falciforme e podem transmitir a doença aos seus filhos, e que quase 2% das crianças nascem com anemia falciforme todos os anos no país [16,17]. Esta prevalência coloca o país em terceiro lugar no mundo, depois da Nigéria e da Índia [3]. A RDC tem taxas de mortalidade e morbidade muito altas, com 50-75% das mortes ocorrendo antes dos 5 anos de idade [18]. Os dados disponíveis sobre a prevalência da doença falciforme em uma população de recém-nascidos em Lubumbashi são baseados em duas pesquisas preliminares realizadas em 2021 e 2018. De acordo com esses estudos, a prevalência do traço falciforme entre esses recém-nascidos foi de 18% (incluindo 7,1% com síndrome falciforme maior) e 15,61% (incluindo 3,47% com síndrome falciforme maior), respetivamente [19,20]. A luta contra a doença falciforme enfrenta dois grandes desafios, a saber, a necessidade de reduzir os nascimentos com doença falciforme e considerar como prevenir eficazmente as complicações da doença falciforme, a fim de melhorar a expetativa de vida e o conforto das pessoas com doença falciforme. É por isso que a OMS recomendou uma estratégia de prevenção para a região africana para reduzir a incidência, a morbidade e a mortalidade da doença [21].

No nosso meio, os médicos são confrontados com atrasos no diagnóstico da doença falciforme. Têm de esperar vários dias (é necessário um certo número de amostras para análise devido ao elevado custo dos reagentes, à instabilidade eléctrica com a possibilidade de alterar as amostras e ao longo tempo de entrega dos resultados) ou mesmo vários meses (as dificuldades financeiras das famílias não lhes permitem suportar diretamente o elevado custo da eletroforese) antes de obterem resultados paraclínicos. Estes testes não estão ao alcance de todos e dependem dos recursos financeiros das famílias em causa. Entretanto, a doença, e mesmo as suas complicações, evoluem para um estado avançado, para sequelas ou para a morte. O médico, impotente, é obrigado a assistir ao sofrimento dos doentes e das suas famílias, sem saber o que fazer.

A anemia falciforme não é uma doença rara no nosso meio, e qualquer profissional, independentemente da sua especialidade, deve ser capaz de seguir um doente com anemia falciforme e mostrar a importância do rastreio neonatal às famílias envolvidas e aos seus familiares. Isto mostra a necessidade de utilizar um teste de diagnóstico mais eficiente para o nosso contexto, limitando o número de doentes perdidos no seguimento e facilitando o tratamento precoce.

Este trabalho fornece aos médicos uma ferramenta de diagnóstico clínico e de rastreio (Sickle Scan Test). Ele permitirá que eles façam um diagnóstico imediato e realizem um tratamento rápido, eficaz e abrangente a baixo custo (estimado no equivalente a US$ 10). Na RDC, este teste só foi utilizado em Kindu para avaliar a prevalência da doença falciforme em recém-nascidos. Antes disso, não havia nenhum estudo sobre a sua fiabilidade em recém-nascidos. Este teste ainda não foi objeto de um estudo para testar a sua fiabilidade em recém-nascidos no contexto da RDC. Como o teste Sickle Scan é menos dispendioso, rápido e menos invasivo, tornaria o rastreio neonatal mais aceitável para a população Lush e melhoraria a gestão clínica. Isto poderia permitir a sua integração em larga escala no sistema nacional de saúde, reduzindo assim a prevalência e a mortalidade e melhorando a qualidade de vida das pessoas com doença falciforme. Pensa-se que o nível de conhecimentos dos profissionais de saúde que prestam cuidados a doentes com doença falciforme influencia a qualidade dos cuidados, tendo um impacto direto na morbidade, mortalidade e prevalência da doença falciforme em crianças.

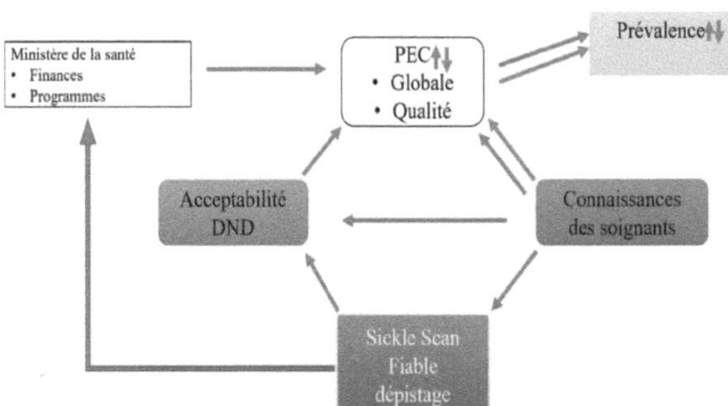

Figura 1: Quadro concetual dos factores determinantes do rastreio neonatal da doença falciforme

3. Questões para investigação

Com base no nosso quadro concetual, consideramos que seria adequado :
• Qual é a fiabilidade diagnóstica do teste de varrimento falciforme na DND em Lubumbashi, que seria uma alternativa à eletroforese da hemoglobina no nosso ambiente de poucos recursos?

• Qual é o nível de aceitabilidade do rastreio neonatal da doença falciforme e os factores que o influenciam?

• Qual é a prevalência da doença falciforme entre os recém-nascidos em Lubumbashi?

• Que nível de conhecimentos têm os prestadores de cuidados de saúde sobre a anemia falciforme e o rastreio neonatal?

4. Pressupostos

A utilização do rastreio das células falciformes através do teste Sickle SCAN® seria viável e eficaz no nosso meio, com uma fiabilidade comparável e uma alternativa à eletroforese capilar, o que permitiria a sua utilização sistemática e em grande escala na RDC. O nível de aceitabilidade do rastreio neonatal da anemia falciforme pela população Lush seria elevado, o que permitiria obter uma verdadeira prevalência da doença. Pensa-se que a prevalência da anemia falciforme nos recém-nascidos é mais elevada em Lubumbashi.
O nível de conhecimento sobre a doença falciforme e a sua DND é considerado inadequado entre os profissionais de saúde pediátrica em Lubumbashi.

5. Objectivos

5.1. Objetivo geral

O objetivo deste trabalho é contribuir para melhorar a sobrevivência das crianças com doença falciforme em

Através de um diagnóstico neonatal precoce que conduza a um tratamento precoce.

5.2. Objectivos específicos

Especificamente, os objectivos deste trabalho são :

1. Determinar a fiabilidade diagnóstica do teste Sickle SCAN® no rastreio de recém-nascidos em

Lubumbashi, no que se refere à eletroforese de Hb.

2. Determinar o nível de aceitabilidade do NHW e os factores que o influenciam na

população da cidade de Lubumbashi ;

3. Determinação da prevalência da doença falciforme em recém-nascidos em Lubumbashi ;

4. Avaliar os conhecimentos sobre a doença falciforme e o rastreio neonatal entre os prestadores de cuidados de saúde em Lubumbashi.

6. Escolha e interesse do sujeito

Dada a posição da RDC (3ème dos países afectados pela doença falciforme), notamos que não existem estudos sobre a fiabilidade do teste Sickle SCAN® no rastreio neonatal da doença falciforme, a aceitabilidade do rastreio neonatal da doença falciforme ou o conhecimento do pessoal de saúde sobre a doença falciforme. Dada a ausência de um programa nacional ativo para a gestão da anemia falciforme, estes estudos são um bom ponto de partida. pontos de partida para o desenvolvimento de cuidados abrangentes, sistemáticos e em larga escala para crianças com doença falciforme na RDC.

Referências

1. Mattioni S, Stankovic SK, Girota R, Lionneta F. Sickle cell disease in France, revue francophone des laboratoires - april 2016 - n°481// 61-66
2. Pierre A, Bernard AG. Haemoglobinoses doenças tropicais Actualités 2022 Atualizado em 19/04/2022.
3. Organização Mundial de Saúde. Anemia falciforme: Relatório do secretariado. Quinquagésima nona Assembleia Mundial da Saúde A59/9. Ponto 11.4 da ordem do dia provisória 24 de abril de 2006
4. Ranque B, Kitenge R, Coulibaly C, Traore H, Adjoumani L, et al. Mortalidade infantil relacionada à doença falciforme na África Subsaariana: um estudo multinacional na África Ocidental e Central. Elsevier; La Revue de Médecine Interne Volume 42, Suplemento 1, junho de 2021, Página A79.
5. Piel FB, Patil AP, Howes RE, Nyangiri OA, Gething PW, Dewi M, et al. Global epidemiology of sickle haemoglobin in neonates: a contemporary geostatistical model- based map and population estimates. Lancet Lond Engl. 12 Jan 2013;381(9861):142-51.
6. Associação para a informação e prevenção da doença falciforme. Epidemiologia 2022. https://apipd.fr/drepanocytose/epidemiologie/ consultado em 01 de agosto de 2022

7. Galacteros F. Diagnóstico neonatal das hemoglobinopatias. Rev Prat (Paris) 1992; 42(15).
: 1893-1899.

8. Valentine B, Bichr A, Malika B. Rastreio neonatal da doença falciforme em França. Médecine/sciences 2021; 37: 482-90

9. Telfer P, Coen P, Chakravorty S, Wilkey O, Evans J, Newell H, Smalling B, Amos R, Stephens A, Rogers D, Kirkham F. Clinical outcomes in children with sickle cell disease living in England: a neonatal cohort in East London. Haematologica. 2007;92:905-912.

10. Quinn CT, Rogers ZR, McCavit TL, Buchanan GR. Melhoria da sobrevivência de crianças e adolescentes com doença falciforme. Blood. 2010;115:3447-3452.

11. Quinn CT, Paniagua MC, DiNello RK, Panchal A, Geisberg M. A rapid, cheap and disposable point-of-care blood test for-cell disease using novel, highly specific monoclonal antibodies. Br J Haematol. 2016; 175(4): 724-32.

12. Williams TN. Um teste preciso e acessível para o diagnóstico rápido da doença falciforme poderia revolucionar as perspectivas para as crianças afectadas nascidas em locais com recursos limitados. BMC médicine 2015 ; 13 :238.

13. Iserm. Anemia falciforme: a doença genética mais comum em França 2020. https://www.inserm.fr/dossier/drepanocytose/ 10 de novembro de 2022.

14. Enciclopédia Orphanet para o público em geral. Doença das células falciformes. março de 2011.

15. Biomédico. Teste de anemia falciforme: instruções de utilização. BM-SCS-PI-CXJ020-FR.013.

16. Tshilolo L. Doença falciforme: 10 anos de mobilização contra a primeira doença genética na RDC. Https://10 anos de mobilização contra a 1ª doença genética na RDC. Acedido em 26 de agosto de 2022.

17. L. Tshiloloa, E. Kafandob, M. Sawadogob, F. Cottonc, F. Vertongenc, A. Fersterd, B. Gulbisc. Programas de rastreio neonatal e de cuidados clínicos para as doenças falciformes na África Subsariana: Lessons from pilot studies. Saúde Pública (2008) 122, 933e941.

18. Plataforma de apoio, de formação e de aconselhamento sobre a doença falciforme (PAFOVED). Deteção precoce e gestão integrada da doença falciforme na RDC 2012. http://cefacongo.com/updatecefa/files/poster_pafoved/Poster2006%20_2012.pdf

19. Katamea T, Mukuku O, Wembonyama S. Triagem neonatal para doença falciforme na cidade de Lubumbashi, República Democrática do Congo: um estudo preliminar sobre uma atualização da prevalência da doença. BJH 2021; 193 (Suppl. 1): 31

20. Shongo MYP, Mukuku O. Rastreio neonatal da doença falciforme em Lubumbashi, RDC.Revue de l'Infirmier Congolais 2018; 2: 62-63.

21. Organização Mundial de Saúde. Doença falciforme: uma estratégia para a Região Africana da OMS. Relatório do Diretor Regional 60.ª sessão do Comité Regional para África Malabo Guiné Equatorial 30 de agosto - 3 de setembro de 2010.

CAPÍTULO I
INFORMAÇÕES GERAIS SOBRE O RASTREIO NEONATAL DA ANEMIA FALCIFORME

I.1. Rastreio neonatal

I.1.1. Apresentação

O rastreio neonatal é uma iniciativa de saúde pública destinada a detetar certas doenças raras mas graves, a maioria das quais de origem genética, em todos os recém-nascidos. O objetivo é aplicar medidas adequadas antes do aparecimento dos sintomas, a fim de evitar ou limitar as consequências negativas destas doenças para a saúde das crianças [1]. O teste de rastreio não se destina a diagnosticar a doença, mas a identificá-la. Se o teste for positivo, conduz a exames de confirmação adicionais, específicos para a patologia suspeita e capazes de estabelecer um diagnóstico definitivo [2].

A história do rastreio sistemático dos recém-nascidos (RNI), baseado em manchas de sangue seco em papel absorvente, remonta a 1963 com o desenvolvimento de um teste para detetar a fenilcetonúria (PKU), o "teste de Guthrie", efectuado aos três dias de idade. Este teste mede a quantidade de fenilalanina (PHE) no sangue e, por conseguinte, a sua elevação, que é tóxica para o desenvolvimento cerebral da criança. A PKU, uma doença hereditária com transmissão autossómica recessiva, surgiu como o primeiro atraso mental evitável graças à instituição precoce de uma dieta específica pobre em PHE numa fase pré-sintomática, permitindo que as crianças permanecessem normais. Nasceu o conceito de DNN com gotas de sangue. Foi introduzido em França há mais de 40 anos, na sequência da descoberta de Guthrie, e desde então outros testes de rastreio utilizando este papel mata-borrão "Guthrie" foram progressivamente introduzidos na maioria dos países desenvolvidos [3].

Atualmente, são rastreadas 6 doenças à nascença [4,5]:

• **Fenilcetonúria**: doença genética causada por uma deficiência numa enzima que converte a fenilalanina presente nos alimentos. Se não for tratada, pode levar a um atraso mental grave e a complicações neuropsiquiátricas;

• **Hipotiroidismo congénito**: uma doença em que a glândula tiroide não segrega uma quantidade suficiente de hormonas da tiroide. S e não for tratada, esta disfunção tem um impacto nas principais funções do organismo e pode ter um impacto grave na saúde do corpo.

Isto pode levar a um atraso mental grave;

• **Hiperplasia suprarrenal congénita**: defeito genético no funcionamento das glândulas supra-renais. Se não for tratada, pode provocar uma desidratação aguda grave, por vezes fatal, e um desenvolvimento deficiente dos órgãos sexuais;

• **Fibrose cística**: uma doença genética que provoca infecções respiratórias graves e repetidas e complicações digestivas;

• **Deficiência de MCAD (Medium-Chain-Acyl-CoA Dehydrogenase)**: doença que faz com que o organismo tenha dificuldade em utilizar as gorduras como fonte de energia. Se não for tratada, pode levar ao coma e até à morte;

• **Anemia falciforme**: doença genética ligada à presença de hemoglobina anormal no sangue, que pode provocar uma anemia persistente, complicações vasculares, ataques dolorosos e infecções repetidas.

• **Galactosemia**: doença genética causada por uma deficiência na galactose quinase, caracterizada por um aumento da concentração plasmática de galactose e que resulta em perturbações digestivas, neurológicas, metabólicas e do crescimento.

A DNN consiste, portanto, em identificar, de entre todos os recém-nascidos, aqueles que são susceptíveis de ter uma doença e que, ao beneficiarem de um diagnóstico precoce, terão acesso a um tratamento eficaz capaz de modificar o curso da sua doença antes do aparecimento de lesões irreversíveis [3].

I.1.2. Critérios de seleção

Para que uma doença possa beneficiar de um programa de rastreio sistemático para todos os recém-nascidos, deve teoricamente satisfazer os dez critérios da Organização Mundial de Saúde definidos por Wilson e Jungner em 1968 [6].

O rastreio deve, por conseguinte, :
1° Dizer respeito a uma doença que constitua um problema grave de saúde pública; 2° Ser aceite pela população;
3° dizer respeito a uma doença conhecida e bem compreendida; 4° ser efectuado numa fase pré-sintomática;
5° Ser validado por ensaios específicos;
6° Ser realizado por um método fiável que tenha poucos falsos positivos e poucos falsos negativos;
7° Ser acompanhado de um protocolo terapêutico preciso; 8° Conduzir a um tratamento eficaz;
9° Ser eficaz em termos de custos; 10° Ser sustentável.

1.1.3. Método de débito direto

Na maioria dos países, é necessária uma amostra de sangue do recém-nascido para os testes de rastreio [7]. A amostra não deve ser colhida antes de 48 horas após o nascimento, nem depois de 72 horas. [8].
A punção do calcanhar do recém-nascido para obtenção de sangue capilar tem sido um dos factores que contribuem para o sucesso do rastreio neonatal sistemático, devido à sua simplicidade e à elevada taxa de sucesso técnico por parte dos prestadores de cuidados. No entanto, desde há vários anos, um bom número de centros tem vindo a recolher sangue através de punções venosas, por opção e, para algumas crianças, por necessidade. A principal razão apresentada para esta escolha é a redução da dor, quer porque a punção venosa é menos dolorosa do que a picada no calcanhar, quer para reduzir o número de injecções [9].

I.2. Rastreio neonatal da doença falciforme

I.2.1. Interesse

O objetivo é criar cuidados especializados desde o nascimento e medidas de prevenção de complicações infecciosas para crianças com doença falciforme (profilaxia antibiótica diária e atenção especial às vacinas), bem como medidas de apoio aos pais (informação sobre sinais clínicos precoces, como a doença é transmitida, o que fazer em caso de febre ou de crises dolorosas, o que fazer em caso de emergência e sensibilização para a importância de uma vigilância apertada), sobre a forma como a doença se transmite, o que fazer em caso de febre ou de crises dolorosas, o que fazer em caso de emergência e a importância de uma vigilância apertada), antes do aparecimento dos primeiros sintomas. O tratamento subsequente envolve múltiplas complicações agudas e crónicas ligadas à anemia e aos fenómenos vaso-oclusivos [10]. A doença falciforme está associada a uma morbilidade e mortalidade significativas em crianças pequenas. Em 1986, foi demonstrado que a terapêutica profiláctica com penicilina reduzia o risco de sepsia pneumocócica em doentes com doença falciforme. Como resultado, foram rapidamente introduzidas várias políticas de rastreio neonatal [11].

Nos EUA, a taxa média anual de mortalidade ligada à doença falciforme em crianças com menos de 5 anos caiu de 2,05 por 100.000 entre 1979 e 1989 para 0,47 por 100.000 entre 2015 e 2017. [12]; antes da década de 1970, muito poucas crianças sobreviviam para além dos 10 anos de idade [13]. Também em França, a esperança de vida das pessoas com doença falciforme melhorou consideravelmente, tendo a idade média de morte duplicado entre 1979-1986 e 2003-2010 [14]. De acordo com a OMS, a situação em África mostra que as actuais políticas e planos nacionais são inadequados, que as instalações apropriadas e o pessoal treinado são raros, e que as ferramentas de diagnóstico e os tratamentos apropriados são insuficientes [15].

I.2.2. Benefícios do rastreio neonatal da doença falciforme

Embora não exista nenhum estudo aleatório que avalie o benefício do rastreio neonatal da doença falciforme, numerosos estudos observacionais demonstraram o seu impacto positivo no prognóstico da doença [16]. Combinado com uma rede social e de saúde organizada, o rastreio neonatal desta doença permite introduzir medidas profilácticas numa fase precoce e ajudar os pais a reconhecer os sintomas de complicações clínicas, para que possam procurar assistência médica urgente, se necessário [17].

A sobrevivência aos 5 anos em doentes com células falciformes, um indicador de mortalidade precoce por septicemia, também parece ter aumentado: 96,8% (1983-1990), 97,5% (1991-2000) e 99,2% (2001-2007) e aos 18 anos 93,9%. [18]. Atualmente, em França, a taxa de incidência de mortes por todas as causas em crianças com doença falciforme é globalmente baixa, assim como as mortes relacionadas com a doença. [19]. A deteção precoce da doença significa que o tratamento pode ser intensificado antes que ocorram lesões irreversíveis nos órgãos. Recomenda-se que o tratamento com hidroxiureia seja oferecido a crianças a partir dos 9 meses de idade, incluindo aquelas que são assintomáticas. Este tratamento leva a uma melhoria dos parâmetros laboratoriais, como os níveis de hemoglobina total e de hemoglobina fetal, e a uma redução do número de eventos clínicos agudos associados à doença falciforme, como a dor e a síndrome torácica aguda (SCA). [20].

I.2.3. Rastreio seletivo versus rastreio universal

Atualmente, em França, o rastreio neonatal da anemia falciforme é sistemático para todos os recém-nascidos nos departamentos, regiões e colectividades ultramarinas, ao passo que é orientado na França continental. A seleção diz respeito aos recém-nascidos cujos pais pertencem a um grupo de risco de anemia falciforme. Quando se baseia na origem geográfica, é regularmente posta em causa devido à dificuldade de identificar os indivíduos de risco: respostas imprecisas dos casais interrogados sobre a sua origem geográfica, mistura de populações, procriação medicamente assistida, adopções, etc. A generalização do rastreio neonatal da doença falciforme simplificaria o processo, limitando o sentimento de estigmatização e facilitando o reconhecimento da doença falciforme como um problema de saúde pública [21].
Um estudo recente realizado entre fevereiro e maio de 2017 na região de Paris mostrou que a triagem direcionada era inadequada. De facto, foram diagnosticados 5 casos (7,5%) de recém-nascidos com síndrome falciforme major e 155 recém-nascidos com traço AS/AC, apesar de terem sido considerados fora do alvo [22].

I.2.4. Diagnóstico de anúncio

Uma consulta para anunciar o diagnóstico de uma síndrome falciforme grave requer um médico especialista ou uma equipa de médicos. Geralmente ocorre em duas fases, com duas consultas escalonadas no tempo. O objetivo é informar a família sobre uma doença genética crónica, potencialmente grave, que pode afetar toda a família e, ao mesmo tempo, incluir a criança num projeto de vida. Trata-se de um momento fundador da relação entre o médico e o doente, selando muitas vezes uma aliança terapêutica que condicionará o futuro [17]. Na prática, durante a primeira consulta, é anunciada a suspeita muito forte de anemia falciforme. Esta é uma oportunidade para questionar os pais sobre o seu conhecimento da doença e a sua perceção da mesma. A base fisiopatológica da doença é explicada. Após um exame clínico completo, a criança é submetida a uma confirmação biológica baseada num estudo da hemoglobina, sistematicamente completado por um hemograma, com medição do número de reticulócitos, e um perfil de ferro, para excluir qualquer deficiência suscetível de influenciar os parâmetros hematológicos. Um teste de deficiência de glicose-6-fosfato desidrogenase (G6PD), a enzima que permite aos glóbulos vermelhos resistir ao stress e aos danos oxidativos, é geralmente combinado com este trabalho inicial, dada a sua elevada prevalência em populações de risco para a doença falciforme e a fim de implementar as medidas preventivas necessárias numa fase precoce. Por fim, solicita-se a determinação do grupo sanguíneo com fenótipo alargado, para identificar precocemente um grupo sanguíneo raro associado à anemia falciforme [23]. Uma segunda consulta, idealmente no prazo de um mês após a primeira, permitirá confirmar o diagnóstico e iniciar o tratamento preventivo (profilaxia antibiótica com penicilina oral duas vezes por dia e suplementação com folato). Esta consulta permite igualmente compreender bem os sinais de vigilância e responder a todas as questões suscitadas pelo diagnóstico. Podem ser propostas sessões de educação terapêutica [17].

I.3. Diagnóstico da anemia falciforme

Existem três grupos principais de métodos [24] :

o A abordagem hematológica com o estabelecimento da contagem de fórmulas sanguíneas (CBC) e estudo de esfregaço;

o O estudo da hemoglobina propriamente dito, com demonstração da anomalia fenotípica ;

o A abordagem genética, com identificação da mutação direta ou indiretamente responsável pelas anomalias fenotípicas.

I.3.1. Abordagem hematológica

O resultado do hemograma é essencial para interpretar os resultados de um estudo da hemoglobina, especialmente nas hemoglobinopatias. Os reticulócitos estão frequentemente elevados porque a anemia é regenerativa, embora a eritropoiese não seja muito eficaz. A biopsia medular raramente é necessária.

I.3.2. Estudo das hemoglobinas

Baseia-se na deteção de diferenças na mobilidade electroforética ou no tempo de retenção numa coluna cromatográfica. Recorde-se que as hemoglobinas são proteínas anfotéricas ricas em aminoácidos básicos (Arg, Lys) e ácidos (Glu, Asp), com pontos isoeléctricos (pI) próximos de 7. As mutações afectam os aminoácidos com cargas diferentes, o que leva a diferenças na separação por métodos electroforéticos ou cromatográficos, sendo que a modificação do pI dá origem a formas observáveis por isoelectrofocagem.
As limitações destes métodos de separação são intrínsecas às diferenças de carga, por vezes mínimas; existem também dificuldades de quantificação, nomeadamente com os métodos electroforéticos em géis; por último, a automatização é limitada, apesar de os sistemas automatizados de cromatografia ou de eletroforese capilar terem melhorado consideravelmente a gestão destas doenças.

I.3.2.1. Métodos electroforéticos em géis

Durante muito tempo, a eletroforese (EP) em gel de acetato de celulose e depois em gel de agarose foi utilizada em condições alcalinas (EP alcalina) em paralelo com outra eletroforese realizada em condições ácidas (EP ácida). Outra abordagem é a utilização da isoelectrofocagem (IEF) em gel. Atualmente, todos estes métodos são aplicáveis à eletroforese capilar (CE), à eletroforese de zona (CZE) ou à isoelectrofocagem capilar (CIEF).
a. Na EP alcalina, as hemoglobinas têm uma carga negativa porque o pH (8 a 9) é superior ao da Hb S (6,75 a 7,5). Atualmente, são utilizados géis de agarose de alta resolução (HR), tampões de pH 8,6 e coloração de amidoschwarz dos géis. Todas as hemoglobinas migram do cátodo, onde foram depositadas, para o ânodo (migração anódica); são abrandadas pelo fluxo

de electroendosmose e migram a uma velocidade inversa à do pi. A Hb A é a mais rápida (pI = 6,98), seguida pela Hb F (pI = 7,05), depois a Hb S e a Hb D (pI ≈ 7,20) e, por fim, a Hb A2 (pI = 7,42) que migra como muitas outras Hb anómalas (Hb C, Hb E, Hb O- Arab...).

No entanto, não podemos ter a certeza da identidade da Hb S porque outras variantes, incluindo as do grupo D, como a Hb D-Punjab, que é comum na Índia, podem migrar para o mesmo nível. Todas as variantes de Hb S, mesmo as de traços falciformes, precisam de ser verificadas por outro método, como a EP ácida.

b. A PE ácida fornece um diagnóstico de certeza (ou quase!). Neste caso, as hemoglobinas estão carregadas positivamente porque o pH do tampão citrato (6,2) é inferior ao do tampão ácido. pI da HbS. Todas as hemoglobinas migrarão do ânodo, onde foram depositadas, para o cátodo (migração catódica). Migram por ordem pi, ou por volta dessa ordem. No gel de agarose/tampão de citrato, a Hb C migra para o ânodo, levada pelo fluxo da electroendosmose, a Hb S migra muito pouco, a Hb A é mais rápida mas migra num grupo que contém também Hb A2, Hb D e Hb E. A Hb F é a mais rápida, juntamente com a Hb A1c.

Assim, as Hb S que migram em conjunto no PE alcalino (S e D, por um lado; C e E, por outro) têm maior probabilidade de estar presentes no sangue. parte), migram de forma diferente no PE ácido (S é separada de D, e C é separada de E).

c. A isoelectrofocagem é outra alternativa às duas anteriores. Tem um longo historial e continua a ser a referência. O princípio é muito simples. A Hb S migra num gradiente de pH estabelecido num gel com Ampholines© (uma mistura de aminoácidos de diferentes pI). Cada Hb pára (diz-se que se "concentra") a um valor de pH igual ao seu pI intrínseco, porque a este valor a proteína anfotérica deixa de estar carregada (forma de zwitterrião neutro, com tantas cargas positivas como negativas). As Hb S com diferentes pi serão encontradas em diferentes posições no gradiente de pH, Hb S que podem ser identificadas utilizando controlos depositados em paralelo. Utilizamos géis de poliacrilamida ou de agarose HR, Ampholines© e, mais raramente, Immobilines© (anfolinas imobilizadas no gel) escolhidos para formar um gradiente de pH entre 6 e 9. O gradiente é estabelecido ao mesmo tempo que a focalização eléctrica.

I.3.2.2. Métodos de eletroforese capilar

Atualmente, assumiram um papel importante com o desenvolvimento de sistemas automatizados que também realizam eletroforese de proteínas séricas, CDT (Carbohydrate Desialylated Transferrin) e HbA1c. A quantificação das fracções menores (Hb A1c, Hb A2, Hb F, ...) é fácil e tão boa como na cromatografia, pelo menos em princípio, através da estimativa da área sob o pico. O electroforograma demora cerca de 20 minutos a ser concluído. A quantificação é fácil e a resolução é elevada. Os métodos de separação são variados. Os métodos electroforéticos, em especial a IEF e a eletroforese capilar, são muito eficazes e continuam a ser essenciais. No entanto, é importante ter consciência de que não podem identificar todas as variantes, por um lado variantes estruturais cujo pI é muito próximo das variantes mais comuns e, por outro lado, variantes estruturais que afectam a ligação do hemo sem modificar a solubilidade da Hb (estas variantes são metemoglobinizantes: $Fe^{2+} \rightarrow Fe^{3+}$), e variantes não estruturais que reduzem a afinidade da Hb pelo O_2 (e.por exemplo, Hb-Hope devido à mutação $\beta36Glu \rightarrow Asp$) sem afetar a sua solubilidade ou mesmo a sua estabilidade.

I.3.2.3. Métodos cromatográficos [25,26]

A cromatografia é uma técnica de análise química utilizada para separar os constituintes de uma mistura. É uma alternativa, e de facto um complemento, aos métodos electroforéticos.
O princípio da cromatografia baseia-se nas diferenças de afinidade dos compostos de uma mistura entre uma fase móvel e uma fase estacionária. Mais precisamente, os diferentes constituintes da mistura são transportados pela fase móvel e são progressivamente separados na fase fixa (ou estacionária) em função da sua adsorção ou solubilidade ($\rightarrow$ solução), consoante a técnica cromatográfica utilizada.
A fase móvel pode ser um líquido (caso em que se designa por eluente) ou um gás (caso em que se designa por gás de arrastamento).

A fase fixa pode ser sólida (gel de sílica, alumina, etc.) ou líquida. Cada componente da mistura é estudado a uma velocidade de migração caraterística, o que permite a sua separação dos restantes e, por conseguinte, a sua identificação. De um modo geral, a amostra é analisada por comparação com substâncias já conhecidas na amostra. O diagrama obtido por cromatografia é designado por cromatograma e mostra a variação do composto estudado (espécie minoritária) na fase móvel (eluente ou gás de arrastamento) em função do tempo. As técnicas cromatográficas dividem-se em duas grandes categorias: a cromatografia líquida e a cromatografia gasosa.

a. Cromatografia de fase líquida (LPC)

Existem diferentes tipos de cromatografia líquida, consoante o método de separação utilizado.
• Cromatografia de adsorção

Como o seu nome indica, esta cromatografia baseia-se na adsorção selectiva de constituintes líquidos na fase sólida da coluna. De facto, há uma sucessão de adsorções e dessorções, sendo estas últimas causadas pela adição de um solvente no final da separação.

• Cromatografia de partição líquido-líquido

Esta técnica cromatográfica utiliza a diferença de solubilidade ($\rightarrow$ solução) dos constituintes em relação a dois líquidos imiscíveis.
• Cromatografia de permeação ou exclusão em gel (GPC)

A cromatografia de exclusão utiliza a diferença de penetração dos constituintes num gel de polímero. Ao passarem pela coluna, apenas as moléculas cujo diâmetro é inferior a um determinado valor conseguem penetrar nos poros do gel. Os compostos são assim separados de acordo com o tamanho das suas moléculas.
• Cromatografia de permuta iónica

Esta técnica cromatográfica utiliza a permuta iónica entre a fase fixa (resina constituída por iões) e a fase móvel, previamente ionizada. Os iões são geralmente ácidos, bases ou catiões metálicos. A cromatografia de troca iónica é utilizada para as substâncias ionizáveis, nomeadamente em química inorgânica.
• Cromatografia em papel

Na cromatografia em papel, a mistura a analisar é primeiro dissolvida. Coloca-se uma gota desta mistura líquida sobre uma folha de papel. O solvente migra por capilaridade, transportando consigo os diferentes constituintes da mistura, que param mais ou menos longe do ponto formado pela gota inicial, em função da sua interação com a celulose do papel.

Esta última é também utilizada em imunodiagnóstico sob a designação de imunocromatografia, que é uma das técnicas de imunodiagnóstico mais modernas, cujas principais vantagens são a simplicidade e a rapidez do teste.
Pode ser efectuado através de um dispositivo simples desenvolvido para detetar a presença (ou ausência) de um composto alvo na amostra (a matriz). Este tipo de teste é normalmente utilizado para diagnóstico médico, quer em casa quer no laboratório. Tem a forma de uma tira em que a amostra a testar migra ao longo de um substrato sólido por ação capilar.
A imunocromatografia baseia-se na migração de uma amostra através de uma membrana de nitrocelulose. A amostra é adicionada à zona inicial que contém um reagente de deteção conjugado, que consiste num anticorpo específico contra um dos epítopos do antigénio a ser detectado e um reagente de deteção.

Em princípio, qualquer partícula colorida pode ser utilizada como reagente de deteção, mas o látex (de cor azul) ou as partículas de ouro nanométricas (de cor vermelha) são as mais frequentemente utilizadas.
Se a amostra contiver o antigénio alvo, este liga-se ao reagente conjugado, formando um complexo imune e migrando com ele ao longo da membrana de nitrocelulose. Caso contrário, o reagente conjugado e a amostra migrarão separadamente sem se ligarem.
A zona de captura é formada por um segundo anticorpo específico para outro epítopo do antigénio. Quando a amostra atinge esta zona, os complexos formados pela ligação do antigénio e do conjugado são retidos e a linha é colorida a vermelho ou azul (amostras positivas). Caso contrário, as amostras são negativas.
A maioria dos testes inclui uma segunda linha que contém outro anticorpo (não específico do ensaio) que se liga a algumas das partículas coloridas restantes que não se ligaram à linha de controlo. Isto confirma que o líquido passou da almofada de aplicação da amostra para a linha de teste. Ao confirmar que a amostra teve a oportunidade de interagir com a linha de teste, aumenta a confiança de que uma linha de teste visivelmente alterada pode ser interpretada como um resultado negativo.

- **Cromatografia líquida de alta eficiência (HPLC)**

Esta técnica tornou-se uma das mais utilizadas nos laboratórios de análises químicas, graças à sua extrema precisão, que permite a deteção de compostos vestigiais. Associada a um método de deteção adequado, a cromatografia de fluxo forçado permite identificar e quantificar uma grande variedade de compostos orgânicos ou inorgânicos.

b. Cromatografia gasosa (GC)

A cromatografia gasosa é utilizada para separar misturas de gases ou compostos que podem ser vaporizados a alta temperatura. A mistura a analisar é injectada numa coluna metálica de alguns milímetros de diâmetro que contém a fase fixa. Os compostos são transportados sob pressão por um gás (designado por gás de arrastamento). Trata-se geralmente de hélio (He), árgon (Ar) ou azoto (N2).

I.3.2.4. Outros métodos bioquímicos [27] :

• A prova de Emmel, que consiste em colocar uma gota de sangue numa lâmina na presença de uma gota de metabissulfito de sódio a 2%. A lâmina é revestida com parafina.

O exame ao microscópio após 30 minutos revela um aspeto falciforme dos glóbulos vermelhos,
• O teste de Itano é um teste de solubilidade da hemoglobina efectuado com hemolisado de hemoglobina ajustado a 4%. Na presença de hipossulfito de sódio, a hemoglobina S precipita. Após centrifugação, observa-se um coágulo cor-de-rosa e um sobrenadante límpido na presença de Hb S; na ausência de Hb S, o sobrenadante é vermelho.

I.3.3. Estudo genético [24]

Tem interesse em 3 casos:

• Os dados fenotípicos são insuficientes para estabelecer um diagnóstico (especialmente no caso das β-talassemias);
• Diagnóstico pré-natal da doença falciforme ;

• Diagnóstico pré-natal de α-talassemia tipo 4 e β-talassemia major, com conhecimento da mutação ou deleção nos pais.
Os resultados nem sempre são bem sucedidos e as correlações fenótipo/genótipo nem sempre são boas. As técnicas utilizadas incluem "reverse dot blot", PCR clássica ou multiplex, PCR digital, sequenciação Sanger e NGS (sequenciação de nova geração).

Referências

1. Autoridade Nacional de Saúde francesa (HAS). Rastreio neonatal: quais as doenças a rastrear? Comunicado de imprensa - online 03 Feb 2020. https://www.has-sante.fr/jcms/p_3149627/en/depistage-neonatal-quelles-maladies-depister Acedido em 29 Ago 2022.
2. Samuel Amintas. Estudo de estabilidade de marcadores de rastreio neonatal em manchas de sangue secas em papel absorvente. Ciências Farmacêuticas. 2018. ffdumas-01876510. https://dumas.ccsd.cnrs.fr/dumas-01876510/document
3. Roussey M. Le dépistage néonatal. 2010-2011. http://campus.cerimes.fr/genetique-medicale/enseignement/genetique13/site/html/cours.pdf Acesso em 29 de agosto de 2022.
4. Autoridade Nacional de Saúde francesa (HAS). O rastreio neonatal: A HAS desempenha um papel ativo no programa nacional articlehas -mis online atem linha em 18Nov. 2021. https://www.has- sante.fr/jcms/p_3296719/en/depistage-neonatal-la-has-partie-prenante-du-programme- national Acedido em 29 de agosto de 2022.
5. Succoio M, Sacchettini R, Rossi A, Parenti G, et al. Galactosemia: Bioquímica, genética molecular, rastreio neonatal e tratamento. Biomolecules 2022, 12, 968. https://doi.org/10.3390/biom12070968
6. Wilson J e Jungner Y. Principles and practice of screening for disease 1968. Genebra, OMS: 26-39

7. Vibhuti S and Arne O. Venepuncture versus heel lance for blood sampling in term neonates 05 October 2011. https://doi.org/10.1002/14651858.CD001452.pub4. Acedido em 30 de agosto de 2022.

8. Centro Regional de Rastreio Neonatal PACA-Córsega. Programa de rastreio neonatal. 1 de dezembro de 2020.

9. Carbajal R, Gatterre P, Rambaud J e De Suremain N. Dor e rastreio neonatal. Archives de pédiatrie, 2016/03, Vol 23 (N° 3), páginas 229-231, 17 ref.

10. Autoridade Nacional de Saúde Francesa (HAS). Rastreio neonatal da doença falciforme em França. 11 de março de 2014.

11. Zentech SA. Doenças raras hemoglobinopatias (doença falciforme) 2018.

12. Amanda BP, Jason MM, Christina C, Dana LH, Lisa CR, Christopher JB, W Craig H. Tendências na mortalidade relacionada à doença falciforme nos Estados Unidos, 1979 a 2017. Ann Emerg Med. 2020;76:S28-S36.

13. Chakravorty S, Williams TN. Doença falciforme: uma doença crónica negligenciada de crescente importância para a saúde global. Arch Dis Child 2015; 100:48-53. doi :10.1136/archdischild- 2013-303773.

14. Gomes E, Castetbon K, Goulet V. Mortalidade por doença falciforme em França: idade da morte e causas associadas (1979-2010). 10 de março de 2015

15. Organização Mundial de Saúde. Doença falciforme: uma estratégia para a Região Africana da OMS. Relatório do Diretor Regional. Sexagésima sessão Malabo, Guiné Equatorial, 30 de agosto - 3 de setembro de 2010.

16. Lees C, Davies SC, Dezateux C. Rastreio neonatal da doença falciforme. Cochrane Database Syst Rev 2000. doi.org/10.1002/14651858.CD001913.

17. Valentine B, Bichr A, Malika B. Rastreio neonatal da doença falciforme em França. 18 de maio de 2021. https://hal.archives-ouvertes.fr/hal-03229323 consultado em 31 de agosto de 2022.

18. Quinn CT, Rogers ZR, Mccavit TL, et al. Improving survival of children and adolescents with sickle cell disease (Melhorar a sobrevivência de crianças e adolescentes com doença falciforme). Blood. 2010 ; 115 (17) :3447-52.

19. Desselas E, Thuret I, Kaguelidou F, et al. Mortalidade em crianças com doença falciforme na França continental de 2000 a 2015. Hematological 2020; 105: e440-3. 19

20. Yawn BP, Buchanan GR, Afenyi-Annan AN, et al. Gestão da doença falciforme: resumo do relatório baseado em evidências de 2014 por membros do painel de especialistas. JAMA 2014; 312: 1033-48.

21. Bichr A, Nathalie C, Mariane DM. Rastreio neonatal da doença falciforme e vias de organização dos cuidados de saúde. La Revue du Praticien. Publicado em 20 de abril de 2019; 69(4) ;411

22. Cavazzana M, Stanislas A, Rémus C, et al. Rastreio neonatal da doença falciforme: dados a favor da sua generalização. Med Sci (Paris) 2018; 34: 309-11.

23. Haute Autorité de Santé. Management of sickle cell disease in children and adolescents. Paris: HAS, 2005.

24. Bruno B. Doenças da hemoglobina: hemoglobinas normais e patológicas. Revue francophone des laboratoires - abril 2016 - n°481 : 27-33

25. https://www.larousse.fr/encyclopedie/divers/chromatographie/33792. Recuperado de em14 fevereiro de 2022

26. https://fr.wikipedia.org/wiki/Immunochromatographie Acedido em 15 de fevereiro de 2022

27. Pierre A, Bernard AG. Haemoglobinoses doenças tropicais Actualités 2022 Atualizado em 19/04/2022.

CAPÍTULO II

METODOLOGIA

II.1.Descrição do ambiente de trabalho

II.1.1. Dados geográficos

Lubumbashi, capital da província de Haut Katanga, na parte sul do país, é a segunda maior cidade da República Democrática do Congo em termos de população e a sua capital económica [1]. Situa-se entre as longitudes 27°15' e 27°40' Este e as latitudes 11°26'-11°55' Sul. A cidade foi fundada por volta de 1906-1910, quando foram descobertos e explorados depósitos de cobre pela Union Minière du Haut Katanga (U.M.H.K). A empresa estabeleceu-se no sítio de Lubumbashi, cujo nome deriva do rio que o atravessa. Está dividida em sete comunas (Annexe, Kamalondo, Kampemba, Katuba, Kenya, Lubumbashi e Ruashi) [2].

Tem um clima tropical com duas estações. A estação das chuvas é húmida e nublada, enquanto a estação seca é geralmente clara. O clima é quente durante todo o ano, com temperaturas que variam geralmente entre 9°C e 34°C, e raramente abaixo de 7°C ou acima de 36°C.

• A estação muito quente dura 1,9 meses, de 10 de setembro a 6 de novembro, com uma temperatura máxima diária média superior a 32°C. O mês mais quente do ano em Lubumbashi é outubro, com uma temperatura máxima média de 34°C e uma mínima de 18°C.
• A estação fria dura 7,3 meses, de 18 de dezembro a 27 de julho, com uma temperatura máxima diária média inferior a 27°C. O mês mais frio do ano em Lubumbashi é junho, com uma temperatura mínima média de 10°C e uma máxima de 25°C. [3]

A hidrografia é constituída por 7 rios principais: Kafubu, Kampemba, Karavia, Lubumbashi, Luano, Naviundu e Ruashi. A vegetação é do tipo savana arborizada em toda a periferia, com algumas galerias florestais no norte [4].

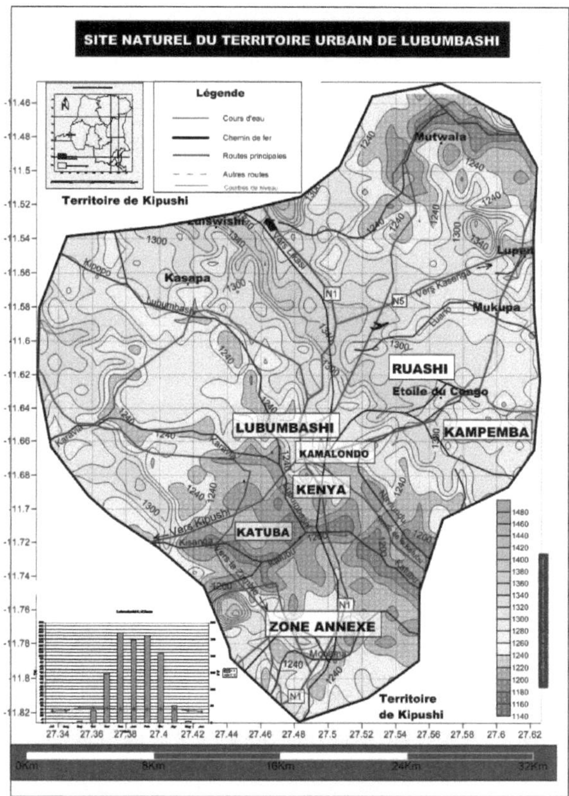

Figura 2. Sítio natural na zona urbana de Lubumbashi, (RDCMAPS em 29-11-2010) [4].

II.1.2. População e actividades

A população de Lubumbashi é heterogénea e está estimada em 2.478.262 em 2020, numa área de 900 km^2 [5]. A cidade de Lubumbashi é um grande centro comercial e uma zona mineira, onde vivem lado a lado várias tribos indígenas e outras tribos da RDC e de África. Uma diversidade de valores tradicionais constitui um rico potencial cultural e artístico para a cidade de Lubumbashi. Quase 50% da população sobrevive principalmente do comércio em pequena escala. Como Lubumbashi é essencialmente uma cidade mineira, cerca de 25% da população trabalha nas indústrias mineiras [1,6].

II.1.3. Zonas sanitárias de Lubumbashi

A cidade de Lubumbashi tem 251 instalações de saúde (219 instalações de cuidados primários, 23 instalações de cuidados intermédios e 9 hospitais) distribuídas por 11 zonas de saúde (ZS) localizadas em diferentes comunas da cidade: ZS Lubumbashi, ZS Kampemba, ZS Katuba, ZS Kenya, ZS Kisanga, ZS Kowe, ZS Kamalondo, ZS Mumbunda, ZS Ruashi, ZS Tshamilemba e ZS Vangu. Com exceção do ZS Kowe (Zona Sanitária Especial da Polícia Nacional Congolesa), cada hospital geral de referência oferece actividades complementares. As maternidades estão disponíveis em quase 2/3 das instalações de primeira linha, em todas as instalações intermédias e em todos os hospitais. Nove em cada dez partos são assistidos [7].

Lubumbashi dispõe igualmente de um hospital geral de referência provincial (Hôpital Jason Sendwe) e de uma clínica universitária (Cliniques Universitaires de Lubumbashi). Estes dois estabelecimentos recebem pacientes de várias localidades, regiões e hospitais gerais de referência, e têm atualmente uma vocação universitária (ensino, formação e investigação). Estas duas unidades sanitárias (FOSA) servem de referência para todas as outras unidades do sistema de saúde da Província de Haut Katanga, nomeadamente em termos de cuidados neonatais.

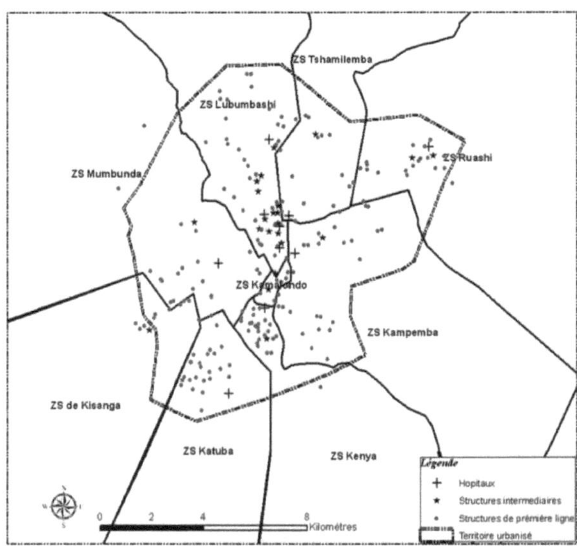

Figura 3: Localização espacial das instalações de cuidados de saúde em Lubumbashi em 2006 [7].

II.2. Tipos de estudo

No presente trabalho, os estudos serão definidos por objectivos estabelecidos de acordo com o quadro de análise.

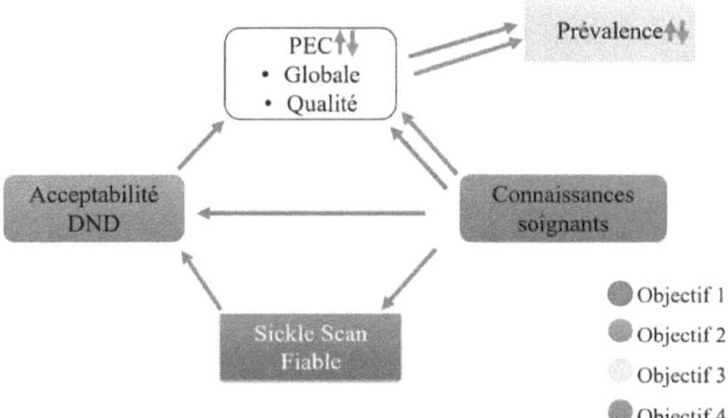

Figura 4: Quadro de análise baseado em objectivos

Quadro I. Resumo dos objectivos e tipos de estudo realizados

Objectifs	Type d'étude	Population	Période	Echantillon	Cadre d'étude
Déterminer la fiabilité diagnostique du test rapide Sickle SCAN® dans le DND en référence à l'électrophorèse	Descriptive transversale	Nouveau-nés d'au plus 6 jours	Juin à décembre 2020	365	9 maternités
Déterminer le niveau d'acceptabilité du DND et les facteurs l'influençant	Descriptive transversale à visée analytique	Population Lushoise	Décembre 2020	2032	7 communes
Déterminer la prévalence de la drépanocytaire à Lubumbashi, RDC	Descriptive transversale	Nouveau-nés d'au plus 6 jours	Juin à décembre 2020	538	9 maternités
Evaluer les connaissances des professionnels de santé sur la drépanocytose et son dépistage néonatal	Descriptive transversale à visée analytique	Médecins et infirmiers	Décembre 2020	465	16 FOSA

Objetivo 1: Determinar a fiabilidade diagnóstica do teste rápido Sickle SCAN® no rastreio neonatal da doença falciforme com referência à eletroforese da hemoglobina em Lubumbashi, República Democrática do Congo.

Trata-se de um estudo transversal descritivo que compara os resultados do teste rápido Sickle Scan e da eletroforese da hemoglobina. O período de estudo decorreu de junho a dezembro de 2020. Foi realizado em 365 recém-nascidos com idade igual ou inferior a 6 dias em 9 maternidades da cidade de Lubumbashi, nomeadamente o Jason Sendwe General Referral Hospital, o Katuba General Referral Hospital, o Kamalondo General Referral Hospital, o Kenya General Referral Hospital, o Kisanga Health Zone Hospital, o Ruashi Military Hospital, o Camp Vangu Military Hospital e o Saint François Hospital, bem como nas Clínicas Universitárias de Lubumbashi.

Recolhemos duas amostras: o teste rápido Sickle SCAN® , que é um ensaio imunocromatográfico para a deteção qualitativa das hemoglobinas A, S e C, recolheu imediatamente 5 µl de sangue venoso das costas da mão. 500 µl de sangue retirado do mesmo local foram depois acondicionados numa caixa frigorífica a 5° C e transportados para o laboratório do Hospital Monkole em Kinshasa (RDC) para eletroforese capilar (efectuada com uma máquina de nova geração, o Capillarys 2 Flex Piercing System [Sebia SA, França]). Foi dada formação aos assistentes de investigação e aos enfermeiros conselheiros. Foi efectuado um aconselhamento pré-teste a todas as mães que deram o seu consentimento. A duração da formação foi de aproximadamente 30 minutos e dependeu das perguntas das mães. O aconselhamento pós-teste foi efectuado no mesmo dia após os resultados do teste de falcização, enquanto os resultados do teste de confirmação foram comunicados por telefone no prazo de 10 dias. As crianças que apresentaram resultado positivo para doença falciforme foram encaminhadas ao nosso investigador principal para acompanhamento e tratamento médico.

Procedimento de análise do teste de varrimento falciforme :

✓ 5µl de sangue venoso no dorso da mão do recém-nascido com uma micropipeta.
✓ Injeção da amostra na solução-tampão (1 ml)
✓ Colocam-se 5 gotas da solução de amostra tratada no poço de recolha do cartucho.

✓ Ler os resultados após 5 minutos.

✓ Neste procedimento, pode estar presente um total de quatro linhas de deteção: HbA, HbS, HbC e linha de controlo.

O Sickle Scan Kit é composto por uma micropipeta de 5 µl, uma solução tampão e uma cassete. Os dados foram introduzidos no Excel 2019 e analisados com o software STATA (versão 16).

Objetivo 2: Avaliar a aceitabilidade do rastreio neonatal da doença falciforme e os factores que o influenciam em Lubumbashi, na República Democrática do Congo.

O objetivo deste estudo foi determinar o nível de aceitabilidade dos RSU e os factores que o influenciam em Lubumbashi, utilizando um método transversal descritivo com um enfoque analítico. O estudo foi realizado em dezembro de 2020. Foi realizado numa população das várias comunas da cidade de Lubumbashi, com uma idade mínima de 18 anos. Foram selecionados 2032 participantes. Para o inquérito, foi utilizado o questionário Wonkam fechado, auto-administrado e contextualizado. Este questionário foi concebido para recolher informações dos inquiridos sobre as caraterísticas sociodemográficas, o conhecimento da DND, as atitudes em relação às políticas de rastreio das células falciformes e as atitudes em relação à interrupção voluntária da gravidez se o feto da participante fosse afetado pela doença falciforme. Foi realizado um estudo piloto com dez participantes selecionados para determinar se os itens do questionário eram fáceis de compreender. As entrevistas-piloto foram utilizadas para garantir que não eram colocadas questões ambíguas e para determinar o tempo necessário para completar uma entrevista. Os inquéritos tiveram uma duração média de 25 minutos. Os dados obtidos durante as entrevistas-piloto não foram incluídos nos resultados finais deste estudo. Foram constituídas três equipas, cada uma composta por seis entrevistadores, para recolher os dados. O formulário do inquérito foi preenchido pelo entrevistador, caso a pessoa não soubesse ler ou escrever, ou preenchido pelo inquirido após esclarecimento do entrevistador. A equipa recebeu formação durante três dias antes e depois do pré-teste. Esta formação abrangeu técnicas de entrevista, o objetivo do estudo e aspectos éticos. O investigador principal e os supervisores monitorizaram o local diariamente durante todo o período de recolha de dados e verificaram se cada questionário estava totalmente preenchido, a fim de garantir a sua exaustividade e coerência. Os dados foram introduzidos no Excel 2019 e analisados utilizando o software STATA (versão 15).

Objetivo 3: Determinar a prevalência da doença falciforme em Lubumbashi, República Democrática do Congo.

O principal objetivo deste estudo descritivo transversal foi calcular a prevalência da doença falciforme em recém-nascidos em Lubumbashi. Foi realizado em 538 recém-nascidos com idade igual ou inferior a 6 dias em 9 maternidades da cidade de Lubumbashi, nomeadamente o Hospital Geral de Referência Provincial Jason Sendwe, o Hospital Geral de Referência Katuba, o Hospital Geral de Referência Kamalondo, o Hospital Geral de Referência do Quénia, o Hospital da Zona de Saúde de Kisanga, o Hospital Militar Ruashi, o Hospital Militar Camp Vangu e o Hospital Saint François, bem como as Clínicas da Universidade de Lubumbashi, durante o período de junho a dezembro de 2020. Foi colhido um máximo de 500 µl de amostra de sangue em tubos de microcontentor de ácido etileno diamino tetra acético (EDTA) a partir da punção venosa das costas da mão de cada recém-nascido nas unidades de saúde selecionadas. As amostras de sangue dos recém-nascidos foram depois acondicionadas numa caixa frigorífica a 5° C e transportadas para o laboratório do Hospital Monkole em Kinshasa (RDC), onde se procedeu à eletroforese capilar (utilizando uma máquina de nova geração, o Capillarys 2 Flex Piercing System [Sebia SA, França]). Os assistentes de investigação e os enfermeiros conselheiros receberam formação. Foi efectuado um aconselhamento pré-teste a todas as mães que deram o seu consentimento, tendo sido ministrada educação sanitária antes da obtenção do consentimento para o rastreio de um recém-nascido. A duração da formação era de aproximadamente 30 minutos e dependia das perguntas das mães. A educação para a saúde sobre a doença falciforme foi feita através de uma pequena entrevista com um grupo de mães. A informação incluiu a origem da doença falciforme, os diferentes tipos de doença falciforme, a importância das consultas médicas e estilos de vida saudáveis. A formação foi dada em suaíli e/ou francês para garantir a compreensão. Os resultados do rastreio das células falciformes foram comunicados a todas as mães, juntamente com o aconselhamento pós-teste. As crianças com resultados positivos para a doença falciforme foram encaminhadas para o pediatra, o investigador principal, para acompanhamento e aconselhamento adicional. Os dados foram introduzidos no Excel 2019 e analisados com o software STATA (versão 16).

Objetivo 4: Avaliar os conhecimentos dos profissionais de saúde sobre a doença falciforme e o rastreio neonatal em Lubumbashi, República Democrática do Congo.

É também um estudo transversal descritivo com objectivos analíticos, realizado de 1er a 31 de dezembro de 2020, para determinar o nível de conhecimento sobre a doença falciforme e o seu rastreio neonatal em Lubumbashi. O estudo centrou-se nos prestadores de cuidados de saúde que trabalham em pediatria, ou seja, 204 médicos e 261 enfermeiros em várias instalações médicas no distrito de saúde de Lubumbashi.

Quadro II. Seleção das unidades de saúde

HOSPITAIS PÚBLICOS		FOSA PRIVADA	
Fase 1		ETAPA 1	
Rastreio hospitalar exaustivo	9 hospitais	Conveniência e ordenação aleatória	15 PC
Conveniência e ordenação aleatória de CS	1 CUL 15 CS	CS e CP	15 CS
Fase 2		ETAPA 2	
Escolha ressonante (mínimo de	5 hospitais	Escolha ressonada (mínimo de 50	5 PC
50 entregas/mês) Triagem de conveniência e aleatório	1 CS 1 CUL	nascimentos/mês) Conveniência e ordenação aleatória	4 CS
Total	7		9

Efectuámos uma amostragem em várias fases. Na primeira fase, no que diz respeito aos estabelecimentos públicos, procedemos a uma amostragem exaustiva de todos os hospitais e clínicas universitárias de Lubumbashi e fizemos uma seleção aleatória dos vários estabelecimentos de saúde públicos (25) e privados (30) (CS e CP). Na segunda fase, por escolha fundamentada, selecionámos 5 unidades sanitárias por categoria (CS, Hospitais, CP) com um mínimo de 50 partos por mês, ou seja, 16 unidades sanitárias.As unidades sanitárias selecionadas para o estudo são a Luz, Yahweh Rafa. Os estabelecimentos de saúde selecionados para o estudo são o Light, Yahweh Rafa, CPP, Shaloom, Saint Clément, os hospitais gerais de referência de Kampemba, Katuba, Kenya, Kisanga, Sendwe, as clínicas privadas de Saint François, Holiness, Baume de Galade, Hope, Mane cachée e as clínicas universitárias de Lubumbashi. Foram utilizados dois questionários contextualizados, fechados e auto-administrados. O questionário Diniz foi utilizado para avaliar o conhecimento dos profissionais de saúde sobre a doença falciforme. Era composto por 13 perguntas, cada uma contendo 4 a 6 afirmações, das quais apenas uma estava correta. A pontuação variava de 0 a 13. Para a avaliação do conhecimento sobre a DND, foi utilizado o questionário de Walter, composto por 4 itens, cada um com 2 assertivas. Apenas uma asserção estava correta. Foi efectuado um estudo piloto com 16 profissionais de saúde de 2 unidades de saúde (CUL e HPGR Jason Sendwe).

Foi pedido aos participantes que preenchessem os questionários e dessem feedback sobre a relevância, a clareza e a dificuldade dos itens do questionário. Os participantes não manifestaram dificuldades com os questionários, o que levou à sua adoção para o próprio inquérito. Os entrevistadores recrutados receberam formação, que abrangeu o contexto do inquérito propriamente dito, a interpretação pormenorizada dos instrumentos do inquérito e um teste de inquérito simulado. Por fim, foram recrutados 10 entrevistadores. Os entrevistadores explicaram o objetivo e o procedimento do estudo e obtiveram o consentimento informado de cada inquirido antes de lhes pedir que preenchessem os questionários. Em média, o inquérito durava entre 10 e 15 minutos. Os dados recolhidos foram igualmente introduzidos no Excel 2019 e analisados utilizando o software STATA (versão 15). O nível de conhecimento dos profissionais de saúde sobre a doença falciforme em geral terá influência na aceitabilidade da DND pela população, o que deverá permitir introduzir ou ativar um programa sistemático de DND em larga escala no nosso meio.

II.3.Considerações éticas

O nosso trabalho de investigação obteve a autorização prévia do comité de ética médica da Universidade de Lubumbashi (número de aprovação UNILU/CEM/030/2021) após a apresentação do protocolo de investigação. Em segundo lugar, os pareceres favoráveis das autoridades de cada instituição de saúde permitiram-nos realizar a nossa investigação no terreno, após a apresentação dos certificados de investigação obtidos na Faculdade de Medicina da Universidade de Lubumbashi. Antes da realização das entrevistas, uma explicação introdutória informou os participantes sobre o objetivo e o método do estudo, após o que foi obtido o consentimento livre e esclarecido. Garantimos o anonimato dos dados recolhidos e todos os envolvidos na investigação foram obrigados a manter a confidencialidade. Os participantes podiam retirar-se do estudo em qualquer altura. O estudo foi realizado sem fins lucrativos.

Referências

1. Lubumbashi https://fr.wikipedia.org/wiki/Lubumbashi

2. Ministério da Energia e dos Recursos Hidráulicos. Etude d'impact environnemental et social des infrastructures hydrauliques de la ville de Lubumbashi dans la province du haut-Katanga 2018. https://documents1.worldbank.org/curated/es/511821529553513276/pdf/EIES-Lubumbashi.pdf Acedido em 15 de novembro de 2022

3. Faísca do tempo... Clima e médias meteorológicas durante todo o ano para Lubumbashi Congo-Kinshasa 2022. https://fr.weatherspark.com/y/94251/M%C3%A9t%C3%A9o-moyenne-%C3%A0- Lubumbashi-Congo-Kinshasa-all-year-round acedido a 17 de novembro de 2022

4. Donatien Kandolo K. Evolution des éléments du climat en RD Congo. Editions universitaires européennes. Disponível em: http://rdcmaps.centerblog.net/14-site-naturel- de-la-ville-delubumbashi. Acedido em 14 de março de 2021

5. Análise da População Mundial. População de Lubumbashi 2020.

6. Agência para as Zonas Económicas Especiais. Fiche technique du Haut-Katanga 2017. https://www.azes-rdc.com/index.php?idart=1207&idrub=169&rubhote= consultado em 25 de novembro de 2022

7. Chenge M, Van der vennet J, Porignon D, Luboya NO, Kabyla IB e Criel B. La carte sanitaire de la ville de Lubumbashi, République Démocratique du Congo Partie I : problématique de la couverture sanitaire en milieu urbain congolais (2010). Promoção Global da Saúde; 17(3): 63-74.

CAPÍTULO III

RESULTADOS

Objetivo 1: Determinar a fiabilidade diagnóstica do teste rápido Sickle SCAN® em DND em Lubumbashi, República Democrática do Congo.
Autores: *Tina Katamea, Olivier Mukuku, Oscar N. Luboya, Léon Tshilolo, Stanis O. Wembonyama*
Revista: *British Journal of Haematology*
Artigo original: *2021; 193 (Suppl. 1): 25*

1. Resumo

Introdução: A doença falciforme é uma doença hematológica comum e potencialmente fatal. O rastreio universal e a intervenção precoce contribuíram significativamente para reduzir a mortalidade infantil nos países com recursos elevados. No entanto, as pessoas que vivem em locais com poucos recursos só são frequentemente diagnosticadas no final da infância, quando apresentam sintomas clínicos. O elevado custo e a complexidade dos métodos convencionais de diagnóstico da doença falciforme limitam o seu rastreio neonatal na África Subsariana e noutras regiões do mundo com poucos recursos.

Métodos: Avaliámos a fiabilidade do teste Sickle SCAN®, um imunoensaio cromatográfico qualitativo de fluxo lateral para as hemoglobinas A, S e C, concebido para facilitar o diagnóstico rápido. As amostras de 365 recém-nascidos foram analisadas por este método rápido e comparadas com os resultados da eletroforese capilar.

Resultados: O Sickle SCAN® identificou corretamente o fenótipo da hemoglobina (Hb) em 97,26% dos casos (IC 95%: 95,02% - 98,68%). A sensibilidade (97,76% [IC95%: 94,85% - 99,27%]) e a especificidade (96,48% [IC95%: 91,97% - 98,85%]) para a deteção de Hb AA foram excelentes. Para a Hb AS, a sensibilidade (95,83% [IC95%: 90,54% - 98,63%]) e a especificidade (97,96% [IC95%: 95,30% - 99,33%]) também foram excelentes. Não se registaram resultados falsos positivos ou falsos negativos para a deteção de Hb SS e Hb AC, com sensibilidades e especificidades iguais a 100%.

Conclusão: Este estudo demonstra a potencial utilidade deste teste rápido para reduzir o custo global e aumentar a acessibilidade do rastreio neonatal da doença falciforme em países com recursos limitados.

Palavras-chave: Doença falciforme; Rastreio neonatal; Recém-nascido; Sickle SCAN® ; Lubumbashi.

2. Introdução

A anemia falciforme é uma doença hereditária do sangue, a mais comum no mundo e potencialmente fatal. É a doença genética mais comum, com cerca de 500.000 nascimentos por ano [1], dois terços dos quais ocorrem em África [2]. Caracteriza-se por hemólise crónica, inflamação crónica, deficiência imunitária, um fenótipo clínico heterogéneo e lesões viscerais. O mecanismo patogénico da doença falciforme deve-se principalmente à inflamação crónica associada ao stress oxidativo [3,4]. A OMS estima que a doença falciforme contribui para o equivalente a 5% de toda a mortalidade de menores de cinco anos no continente africano, e até 16% em certos países africanos de elevada prevalência [5,6]. Dados recentes de um estudo de rastreio neonatal em Lubumbashi, por exemplo, indicam uma prevalência à nascença de 12,14% para o traço falciforme (Hb AS) e 3,47% para a síndrome falciforme major (Hb SS) [7]. As estimativas sugerem que até 50-90% das crianças nascidas com doença falciforme nos países em desenvolvimento de baixo rendimento da África Subsariana morrerão antes dos 5 anos de idade [8,9].

A mortalidade de menores de 5 anos é elevada nos doentes com células falciformes, associada em particular ao fenótipo Hb SS na África subsariana [10]. A pedra angular da gestão dos cuidados é o diagnóstico precoce, idealmente neonatal, da doença falciforme para permitir uma rápida educação e aconselhamento dos pais sobre as complicações da doença, a vacinação e a profilaxia antibiótica [5,11].

O rastreio universal e a intervenção precoce deram um contributo importante para a redução da mortalidade infantil nos países desenvolvidos. O rastreio universal de recém-nascidos nos Estados Unidos e em muitos outros países desenvolvidos, utilizando métodos laboratoriais altamente precisos, permitiu a intervenção e o tratamento precoces da doença falciforme. Nos países em desenvolvimento, a doença falciforme é frequentemente diagnosticada no final da infância, quando os sintomas clínicos aparecem pela primeira vez. O custo elevado e a complexidade (os resultados são fornecidos vários dias após a colheita de sangue) dos métodos de diagnóstico convencionais para a anemia falciforme limitam o rastreio neonatal na África Subsariana e noutras regiões do mundo com poucos recursos [14,15]. Estes métodos não são nem rápidos nem fáceis de implementar em locais com recursos limitados, uma vez que requerem um investimento financeiro substancial com restrições: tempo, reabastecimento regular de reagentes, disponibilidade de eletricidade, mobilização de técnicos dedicados e formados, transporte e armazenamento de amostras biológicas e cumprimento de normas laboratoriais rigorosas. Apresentam também um risco elevado de perda de seguimento, devido ao longo período de tempo entre a recolha da amostra e a entrega dos resultados, que pode exceder 4 a 6 semanas [16]. Testes recentes surgiram como potenciais ferramentas alternativas para o diagnóstico fiável e simples da doença falciforme nos países em desenvolvimento. Estes incluem o Sickle SCAN® da BioMedomics, uma abordagem de imunoensaio cromatográfico em sanduíche desenvolvida para a medição qualitativa de Hb A, Hb S e Hb C em amostras de sangue total [17]. Este teste demonstrou um excelente desempenho intrínseco na deteção de variantes comuns de Hb [17-21]. No entanto, não foram efectuados estudos na RDC em geral e em Lubumbashi em particular. O objetivo deste estudo é avaliar a fiabilidade diagnóstica do teste Sickle SCAN® no rastreio neonatal da doença falciforme em Lubumbashi, RDC, com referência aos métodos de alto desempenho utilizados nos nossos laboratórios.

3. Materiais e métodos

3.1. Enquadramento do estudo

A RDC é o quarto país mais populoso de África, com cerca de 105 milhões de habitantes. A sua população é multiétnica e culturalmente diversificada, distribuída por 26 províncias. Segundo um relatório do Banco Mundial, a RDC tem o terceiro maior número de pessoas pobres do mundo, tendo a situação piorado ainda mais na sequência da pandemia de COVID-19. De acordo com as estimativas, 73% da população, ou seja, 60 milhões de pessoas, vivia com menos de 1,90 dólares por dia em 2018 (o nível definido como o limiar de pobreza internacional). Cerca de uma em cada seis pessoas que vivem em situação de pobreza extrema na África Subsariana vive na RDC. O sistema de saúde congolês está organizado em níveis primário, secundário e terciário. As despesas diretas dos agregados familiares continuaram a ser a principal fonte, representando 42% do total das despesas de saúde em 2016 [22]. A despesa pública com a saúde em percentagem do PIB é inferior à média africana da África Subsariana. A cidade de Lubumbashi, capital da província de Haut-Katanga, está situada na zona geopolítica do sudeste da RDC e tem uma população cosmopolita com uma mistura de grupos étnicos congoleses dominados pelos grupos étnicos Bemba e Luba. Tem uma população estimada em 2.478.262 milhões de habitantes em 2020, cobrindo uma área de 900 km^2 .

O estudo foi realizado em 9 maternidades da cidade de Lubumbashi, incluindo o Jason Sendwe General Referral Hospital, o Katuba General Referral Hospital, o Kamalondo General Referral Hospital, o Kenya General Referral Hospital, o Kisanga Health Zone Hospital, o Ruashi Military Hospital, o Camp Vangu Military Hospital e o Saint François Hospital, bem como as Clínicas Universitárias de Lubumbashi.

3.2. População do estudo, conceção, determinação da dimensão da amostra e seleção dos participantes

O estudo foi um estudo transversal descritivo realizado de junho a dezembro de 2020. A população do estudo incluiu recém-nascidos clinicamente saudáveis com 6 dias de idade ou menos, pesando entre 2000g e 4000g; nascidos nas maternidades das unidades de saúde acima mencionadas em Lubumbashi. Os recém-nascidos eram elegíveis para o rastreio depois de obtido o consentimento verbal informado das suas mães. O rastreio foi efectuado por enfermeiras formadas.

A fórmula de Cochran para estudos descritivos foi utilizada para calcular o tamanho da amostra (n = z pq/d^{22}) [23], com intervalo de confiança de 95%, desvio padrão normal (1,96), prevalência estimada de células falciformes de 3,47% [7] e erro de precisão de 2,5% (0,025). O tamanho mínimo da amostra calculado foi de 206 participantes. Levando em conta uma taxa de não resposta de 20%, foi calculado um tamanho de amostra de 248, mas no final 365 recém-nascidos foram recrutados para o estudo (Figura 5).

Foram incluídos todos os recém-nascidos cujas mães consentiram entre junho e dezembro de 2020. Excluímos todos os recém-nascidos com história de transfusão de sangue desde o nascimento e que estavam clinicamente instáveis.

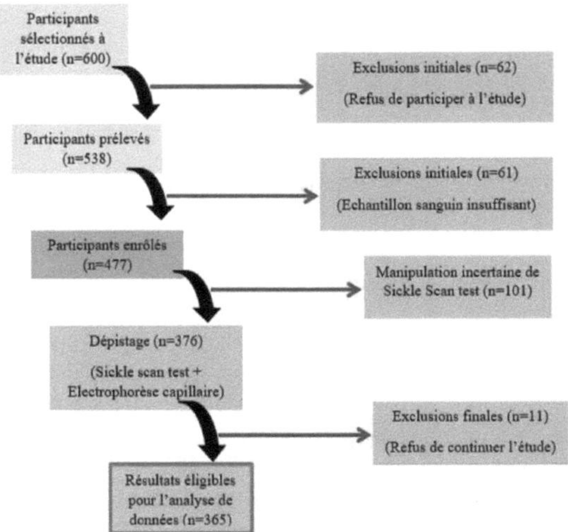

Figura 5. Seleção e inscrição dos participantes no estudo

3.3. Aconselhamento pré-teste e recrutamento de participantes

Os assistentes de investigação e os enfermeiros conselheiros receberam formação antes do início do estudo. O aconselhamento pré-teste foi efectuado a todas as mães que deram o seu consentimento pelos enfermeiros consultores formados, e o consentimento informado para o teste foi obtido da mãe de cada recém-nascido antes do teste.

3.4. Procedimentos de análise do sangue

Foram colhidos 500 µl de sangue por punção venosa das costas da mão de cada um dos recém-nascidos num tubo de microcontentor com EDTA e 5 µl de sangue no mesmo local para o teste Sickle SCAN® (BioMedomics, Inc, Morris ville, NC), que é um imunoensaio cromatográfico em sanduíche para a deteção qualitativa de HbA, de Hb S humana e de Hb C numa amostra de sangue [21]. Trata-se de um teste rápido e fiável para a deteção dos fenótipos AA, AS, AC, SS, SC e CC [17,21]. É complementado por um teste de certeza que pode identificar outras hemoglobinas, como a Hb fetal (Hb F), não detectadas por este teste rápido de rastreio.

O teste rápido Sickle SCAN® foi efectuado imediatamente após a colheita da amostra. As amostras de sangue dos recém-nascidos foram então acondicionadas numa caixa frigorífica a 5° C e transportadas para o laboratório do Hospital Monkole em Kinshasa (RDC), onde foi efectuada a eletroforese capilar (utilizando uma máquina de nova geração, o Capillarys 2 Flex Piercing System [Sebia SA, França]). O Sickle SCAN® foi comparado com a eletroforese capilar como método de referência para determinar a precisão do Sickle SCAN® na deteção dos fenótipos Hb AA (normal), AS (traço HbS), AC (traço Hb C), SS (anemia falciforme ou síndrome falciforme major), SC (doença falciforme heterozigótica composta) e CC (hemoglobinose C) no laboratório.

O algoritmo de tomada de decisão recomendado para a deteção de hemoglobina S e C, como se mostra na Figura 6.

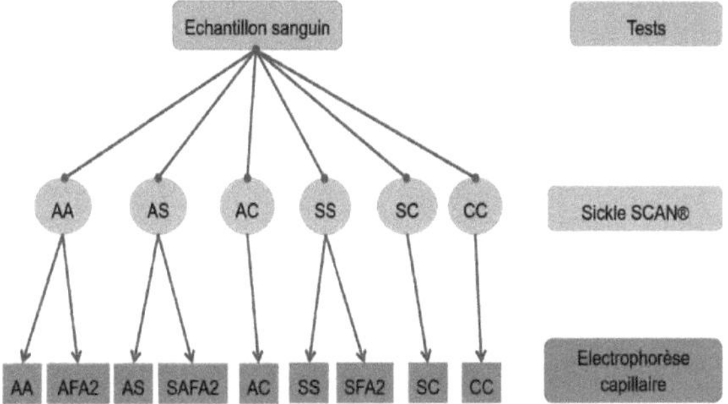

Figura 6. Algoritmo de tomada de decisão para o diagnóstico da doença falciforme

Todos os testes Sickle SCAN® foram realizados pelos mesmos operadores selecionados e formados em diferentes hospitais escolhidos para o estudo. A presença ou ausência de bandas de Sickle SCAN® foi observada por dois leitores diferentes em dupla ocultação. O fenótipo do Sickle SCAN® foi classificado de acordo com a intensidade da banda de Hb (Figura 7).

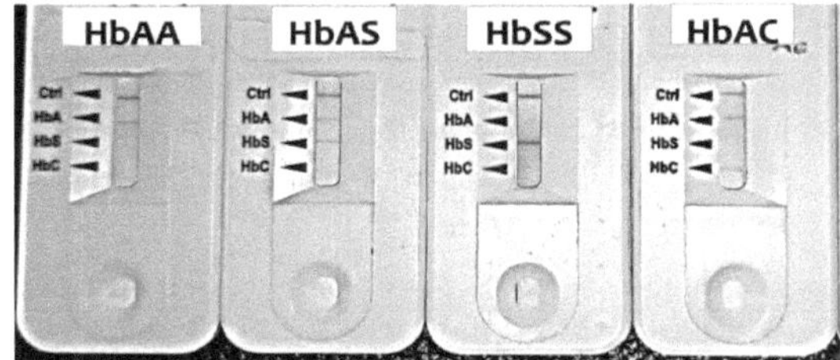

Figura 7: Imagem que mostra os dispositivos Sickle SCAN® para 4 perfis de hemoglobina comuns observados na nossa população de estudo.

3.5. Aconselhamento pós-teste

Os resultados do teste Sickle SCAN® foram comunicados a todas as mães após uma sessão de aconselhamento pós-teste no mesmo dia da clínica, enquanto os resultados do teste de confirmação foram comunicados por telefone no prazo de 10 dias. As crianças com resultados positivos para a doença falciforme foram encaminhadas para o investigador principal para acompanhamento e tratamento médico.

3.6. Análise estatística

Todas as análises estatísticas foram efectuadas utilizando o STATA 16 (Stata Corp, College Station, TX). Para todos os cálculos, a presença ou ausência de Hb A, Hb S e Hb C detectada pelo teste rápido Sickle SCAN® foi comparada com o resultado de referência obtido por eletroforese capilar. Foram calculados a sensibilidade, a especificidade, os valores preditivos positivos e negativos e os respectivos intervalos de confiança a 95% (utilizando o método exato de Clopper-Pearson).

4. Resultados

Dos 376 recém-nascidos rastreados durante um período de 7 meses (junho a dezembro de 2020), apenas 365 foram válidos e incluídos no estudo (figura 9). Todas as crianças eram de raça negra. A idade cronológica média no rastreio foi de 0,81 dias (0 a 6 dias) e a maioria era do sexo masculino (201). Nenhum dos recém-nascidos havia sido transfundido antes da triagem e nenhum estava doente.

Quadro III. Comparação dos resultados do Sickle SCAN® e da eletroforese capilar para amostras de sangue neonatal Eletroforese capilar

®		AA	SS	AS	AC	Total
Sickle SCAN®	AA	218	0	5	0	223 (61,10%)
	AS	5	0	115	0	120 (32,88%)
	SS	0	21	0	0	21 (5,75%)
	AC	0	0	0	1	1 (0,27%)
Total		223 (61,10%)	21 (5,75%)	120 (32,88%)(0,27%)	1365 (100%)	

365 recém-nascidos foram rastreados para a doença falciforme usando tiras de teste rápido Sickle SCAN® e simultaneamente para eletroforese capilar. No total, o Sickle SCAN® identificou 223 (61,10%) Hb AA, 120 (32,88%) Hb AS, 21 (5,75%) Hb SS e 1 (0,27%) Hb AC.

Tabela IV. Desempenho do teste Sickle SCAN® comparado com a eletroforese capilar

Fenótipo	Força de trabalho	Resultados Resultados das amostrasAmostras electroforeseincorrectamente incorretamente Sickle capilar testadotestado	SCAN®		
Hb AA	223	A ou FA	Apenas	218	5 (A e S)
Hb AC	1	AC	A e C	1	0
Hb AS	120	AS ou FAS	A e S	115	5 (apenas A)
Hb SS	21	S ou FS	Apenas S	21	0
Total	365			355	10

O Sickle SCAN® identificou corretamente o fenótipo da hemoglobina (Hb) em 97,26% dos casos (95% CI: 95,02% - 98,68%). O Sickle SCAN® identificou corretamente 355 dos 365 fenótipos. Apenas 5 amostras de Hb AS foram incorretamente comunicadas pelo Sickle SCAN® como Hb AA e 5 amostras de Hb AA foram incorretamente comunicadas como Hb AS.

Quadro V. Sensibilidade, especificidade, valor preditivo positivo e valor preditivo negativo e respectivos intervalos de confiança a 95% para a deteção de HbA, HbS e HbC

		positivo	negativo
97,76%	96,48%	97,76%	96,48%
(94,85%-99,27%)	(91,97%-98,85%)	(94,85%-99,27%)	(91,97%-98,85%)
Hb AS95 ,83%	97,96%	95,83%	97,96%
(90,54%-98,63%)	(95,30%-99,33%)	(90,54%-98,63%)	(95,30%-99,33%)
Hb SS100 ,00%	100,0%	100,00%	100,0%
(83,89%-100,0%)	(98,93%-100,0%)	(83,89%-100,0%)	(98,93%-100,0%)
Hb AC100 ,0%	100,00%	100,00%	100,0%
(2,50%-100,0%)	(98,99%-100,0%)	(2,50%-100,0%)	(98,99%-100,0%)

O Quadro V mostra a exatidão da deteção de fenótipos de Hb em recém-nascidos pelo Sickle SCAN® em comparação com a eletroforese capilar padrão-ouro. Foram calculados a sensibilidade, a especificidade e os valores preditivos positivos e negativos do Sickle SCAN®. A sensibilidade (97,76% [IC95%: 94,85% - 99,27%]) e a especificidade (96,48% [IC95%: 91.97% - 98,85%]) para a deteção de Hb AA foram excelentes. Para a Hb AS, a sensibilidade (95,83% [IC95%: 90,54% - 98,63%]) e a especificidade (97,96% [IC95%: 95,30% - 99,33%]) também foram excelentes. Não se registaram resultados falsos positivos ou falsos negativos na deteção de Hb SS e Hb AC, com sensibilidades e especificidades iguais a 100%.

5. Resultados das crianças com doença falciforme examinadas no nosso estudo

Fizemos o rastreio de 365 recém-nascidos, 21 dos quais tinham doença falciforme. Dez pais optaram por tratamento com terapeutas tradicionais para os seus cuidados; 5 optaram pela igreja na esperança de serem curados. Os pais de 6 optaram por tratamento médico e estão a ser acompanhados até à data (21 meses) pelo investigador principal. É de salientar que, até à data, não tiveram qualquer crise vaso-oclusiva.

Regime terapêutico :

☐ Cumprimento do calendário de vacinação

☐ Profilaxia antibiótica: Amoxicilina se febril

☐ Multivitaminas (C, E, A), ácido fólico, zinco

☐ Vermox de 3 em 3 meses

☐ Hidratação abundante

☐ Uma dieta equilibrada para todas as idades

☐ Código de vestuário (consoante o clima)

☐ Hydrea todos os dias em função dos dados paraclínicos (começou aos 15 meses devido à falta de fundos)

Acompanhamento paraclínico :

☐ Avaliação da função renal e hepática, hemograma e hemograma completo de 3 em 3 meses

6. Discussão

A doença falciforme é uma das anomalias genéticas mais comuns na RDC. O diagnóstico precoce continua a ser um fator-chave para reduzir a mortalidade causada por esta doença [24]. O rastreio neonatal permite identificar as crianças com doença falciforme à nascença ou pouco tempo depois, nos primeiros dias de vida e antes de desenvolverem sintomas ou complicações. Estes bebés podem então ser monitorizados regularmente com cuidados abrangentes e tratamento imediato para reduzir a morbilidade e a mortalidade [14]. Este estudo é o primeiro a avaliar a precisão do Sickle SCAN® em recém-nascidos na RDC em comparação com a eletroforese capilar como padrão de ouro. O teste rápido detectou perfeitamente os fenótipos Hb AC e Hb SS diagnosticados por eletroforese capilar, e a previsão foi quase perfeita para Hb AS e Hb AA. Globalmente, a taxa de classificação discordante (resultados discordantes entre o Sickle SCAN® e a eletroforese capilar) é estimada em 2,74% (10/365) dos testes realizados, superior aos 1,1% encontrados na África Ocidental por Ségbana et al [16] e inferior aos 4% relatados em Paris (França) no estudo de Nguyen-Khoa et al [21]. Esta taxa numa estratégia de diagnóstico pode ser considerada aceitável, uma vez que será confirmada posteriormente. Concluímos, portanto, que este teste rápido é exato e robusto quando utilizado em condições de países em desenvolvimento. Em um pequeno estudo preliminar nigeriano com 57 adultos e crianças, o Sickle SCAN® diagnosticou a doença falciforme com uma taxa de erro de 1,8% (98,2% de precisão) em comparação com a cromatografia líquida de alto desempenho como método de referência [19]. Na Tanzânia, o Sickle SCAN® mostrou uma sensibilidade de 98,1% e uma especificidade de 91,1% em comparação com a eletroforese de hemoglobina em 745 participantes com idades entre 1 dia e 20 anos [20]. Nos Estados Unidos (Cincinnati), o Sickle SCAN® apresentou uma sensibilidade de 98,3% a 100% e uma especificidade de 92,5% a 100% para detetar a presença de Hb A, Hb S e Hb C em comparação com a eletroforese capilar como método de referência em 139 adultos e crianças [18].
O Sickle SCAN® tem uma série de vantagens potenciais sobre os métodos laboratoriais usuais. Sendo tão rápido (resultados disponíveis em 5 minutos), o método poderia contribuir para o rastreio neonatal de rotina da doença falciforme no nosso meio, onde as principais barreiras à implementação deste programa de rastreio neonatal, tal como noutras áreas com poucos recursos, incluem o custo dos métodos de diagnóstico, a falta de instalações laboratoriais adequadas e de financiamento. Este teste não necessita de eletricidade e deverá evitar o custo e a complexidade acrescida do transporte de amostras e do fornecimento de feedback sobre os resultados [14]. Poderá também permitir a comunicação dos resultados em tempo real e o encaminhamento adequado dos recém-nascidos com doença falciforme para serviços especializados. Além disso, o Sickle SCAN® tem uma aparência semelhante à dos dispositivos utilizados rotineiramente para o diagnóstico rápido de outras doenças, como a malária e a infeção pelo VIH, com os quais a maioria dos profissionais em locais com recursos limitados estão familiarizados [14,20]. Estudos realizados em vários países africanos

referiram que os profissionais de saúde descreveram o Sickle SCAN® como aceitável, simples, fácil de interpretar e com resultados em menos de 5 minutos [16,19]. Para além do seu desempenho técnico, o Sickle SCAN® também oferece vantagens socioeconómicas, uma vez que é um teste de baixo custo, custando 10 dólares em comparação com 75 dólares para a eletroforese da hemoglobina.

7. Conclusão

Os resultados deste estudo mostraram uma elevada sensibilidade e especificidade para o rastreio da doença falciforme em recém-nascidos, utilizando uma tecnologia simples, acessível e adequada. Este teste pode ser adaptado a nível comunitário para assegurar o diagnóstico precoce e o encaminhamento rápido para tratamento, com o objetivo de reduzir o peso da doença falciforme na RDC. Concluímos que o Sickle SCAN® é um método preferido para o rastreio neonatal da doença falciforme e que a sua fiabilidade é comparável à da eletroforese capilar. Por conseguinte, é ideal para países com poucos recursos.

Referências

1. Piel FB, Steinberg MH, Rees DC. Doença das células falciformes. N Engl J Med 2017; 376 (16): 1561- 73.
2. Pleasants S. Epidemiologia: um alvo em movimento. Nature 2014; 515 (7526): S2-3.

3. Mukuku O, Sungu JK, Mutombo AM, Mawaw MP, Aloni NM, Wembonyama OS e Luboya NO. Níveis de albumina, cobre, manganês e cobalto em crianças que sofrem de anemia falciforme em Kasumbalesa, na República Democrática do Congo. BMC Hematol 2018; 18: 23. https://doi.org/10.1186/s12878-018-0118-z
4. Sungu JK, Mukuku O, Mutombo AM, Mawaw P, Aloni MN, Luboya ON. Oligoelementos em crianças que sofrem de anemia falciforme: Um estudo de caso-controlo. Jornal de análises clínicas laboratoriais 2018; 32(1): e22160.
5. Ware RE, de Montalembert M, Tshilolo L, Abboud MR. Doença das células falciformes. Lancet. 2017; 17:30193-9.
6. Piel FB, Patil AP, Howes RE, Nyangiri OA, Gething PW, Dewi M, Temperley WH, Williams TN, Weatherall DJ, Hay SI. Global epidemiology of sickle haemoglobin in neonates: a contemporary geostatistical model-based map and population estimates. Lancet. 2013 ;381(9861) :142-51.
7. Shongo MYP, Mukuku O. Neonatal screening for sickle cell disease in Lubumbashi, DRC.

Revista do Enfermeiro Congolês. 2018 ; 2 : 62-63.

8. Modell B, Darlison M. Global epidemiology of haemoglobin disorders and derived service indicators (Epidemiologia global dos distúrbios da hemoglobina e indicadores de serviços derivados). Boletim do Órgão Mundial de Saúde. 2008;86(6):480-7.
9. Makani J, Cox SE, Soka D, Komba AN, Oruo J, Mwamtemi H, et al. Mortality in sickle cell anemia in Africa: a prospective cohort study in Tanzania. PloS one. 2011 ;6(2) : e14699.
10. Piel FB, Hay SI, Gupta S, Weatherall DJ, Williams TN. Global burden of sickle cell anemia in children under five, 2010-2050: modelling based on demographics, excess

mortality, and interventions. PLoS Med. 2013;10(7): e1001484.

11. Chaturvedi S, DeBaun MR. Evolution of sickle cell disease from a life-threatening disease of children to a chronic disease of adults: the last 40 years. Am J Hematol. 2016;91(1):5- 14.

12. Platt OS, Brambilla DJ, Rosse WF, Milner PF, Castro O, Steinberg MH, et al. Mortalidade na doença falciforme. Expectativa de vida e factores de risco de morte precoce. N Engl J Med. 1994;330(23):1639-44.

13. Quinn CT. Doença falciforme na infância: desde o rastreio do recém-nascido até à transição para os cuidados médicos do adulto. Clínicas pediátricas da América do Norte. 2013;60(6):1363-81.

14. Williams TN. Um teste preciso e acessível para o diagnóstico rápido da doença falciforme poderia revolucionar as perspectivas para as crianças afectadas nascidas em locais com recursos limitados. BMC medicine 2015 ; 13 :238.

15. Alvarez OA, Hustace T, Voltaire M, et al. Rastreio neonatal da doença falciforme através de testes no local de prestação de cuidados num contexto de baixos rendimentos. Pediatrics. 2019 ;144(4) : e20184105.

16. Segbena AY, Guindo A, Buono R, Kueviakoe I, Diallo DA, Guernec G, et al. Precisão do diagnóstico em condições de campo do teste rápido SCAN® para a doença falciforme em crianças e adultos em dois contextos da África Ocidental: o estudo DREPATEST. BMC hematologia 2018; 18: 26.

17. Kanter J, Telen MJ, Hoppe C, Roberts CL, Kim JS, Yang X. Validação de um novo dispositivo de teste de ponto de atendimento para a doença falciforme. BMC medicine 2015; 13 :225.

18. McGann PT, Schaefer BA, Paniagua M, Howard TA, Ware RE. Caraterísticas de um imunoensaio de fluxo lateral rápido, no local de atendimento, para o diagnóstico da doença falciforme. Am J Hematol. 2016;91(2):205-10.

19. Nwegbu MM, Isa HA, Nwankwo BB, Okeke CC, Edet-Offong UJ, Akinola NO, Adekile AD, Aneke JC, Okocha EC, Ulasi T, et al. Avaliação preliminar de um dispositivo de teste no local de atendimento (Sickle SCAN) no rastreio da doença falciforme. Hemoglobin. 2017;41(2):77-82.

20. Smart LR, Ambrose EE, Raphael KC, Hokororo A, Kamugisha E, Tyburski EA, Lam WA, Ware RE, McGann PT. Deteção simultânea de anemia e doença falciforme no ponto de atendimento na Tanzânia: o estudo RAPID. Ann Hematol. 2018;97(2):239-46.

21. Nguyen-Khoa T, Mine L, Allaf B, Ribeil JA, Remus C, Stanislas A, Gauthereau V, Enouz S, Kim JS, Yang X, Gluckman E, Beaudeux JL, Munnich A, Girot R, Cavazzana M. Sickle SCAN™ (BioMedomics) preenche as condições analíticas para o rastreio neonatal da doença falciforme. Ann Biol Clin 2018; 76(4): 416-20.

22. Ministério da Saúde Pública da RDC. Relatório de contas da saúde 2014. Kinshasa: PNCNS; outubro de 2016.

23. Lwanga SK, Lemeshow S. Sample size determination in health studies: a practical manual. Genebra; Organização Mundial de Saúde. 1991. https://apps.who.int/iris/handle/10665/40062

24. Katamea T, Mukuku O, Luboya O, Tshilolo L, Wembonyama S. Precisão diagnóstica do teste rápido Sickle SCAN TM para triagem neonatal para doença falciforme em Lubumbashi, República Democrática do Congo. British Journal of Haematology 2021; 193 (Suppl. 1): 25.

Objetivo 2

Determinar o nível de aceitabilidade do DND e os factores que o influenciam na cidade de Lubumbashi, na RDC

Autores: Katamea T, Mukuku O, Mutombo KA, Tshilolo LM, Luboya NO, Wembonyama SO

Revista: Global Journal of Medical, Pharmaceutical, and Biomedical Update (Jornal Global de Atualização Médica, Farmacêutica e Biomédica)

Artigo original : Não GJMPBU_7_2022

1. Resumo

Introdução: A doença falciforme é uma doença genética importante que se manifesta precocemente na vida e pode levar a uma morbilidade significativa. O rastreio neonatal da doença falciforme (NSCD) é um dos serviços de saúde eficazes que tem ajudado a reduzir o peso da doença falciforme nos países desenvolvidos. Paradoxalmente, na África subsaariana, onde a maioria dos recém-nascidos nasce com esta doença, os programas de DND são quase inexistentes. O objetivo deste estudo foi determinar o nível de aceitabilidade da DND e os factores que a influenciam na população da cidade de Lubumbashi, na República Democrática do Congo.

Métodos: Os dados sobre as caraterísticas sociodemográficas, os conhecimentos e as atitudes em relação ao rastreio das células falciformes foram recolhidos através de um questionário pré-testado e semi-estruturado, de 1 a 31 de dezembro de 2020, junto de 2032 adultos na cidade de Lubumbashi.

Resultados: Houve uma boa conscientização sobre a doença falciforme como uma doença sanguínea hereditária. A taxa de aceitabilidade da DND foi de 84,50%. Verificámos que a idade (p=0,002), o sexo (p=0,025) e a religião (p=0,000) estavam significativamente associados à aceitabilidade da DND (p<0,05).

Conclusão: Este estudo sugere que o DND é bem aceite em Lubumbashi. Os principais obstáculos à sua utilização são provavelmente financeiros e práticos, e não sociais ou culturais.

Palavras-chave: Doença falciforme; Rastreio neonatal; Aceitabilidade; Lubumbashi.

2. Introdução

A doença falciforme, também conhecida como anemia falciforme, é uma doença do sangue ligada a uma anomalia na estrutura da hemoglobina. É causada pela produção de hemoglobina anormal, ligada a uma mutação no gene que codifica a síntese da cadeia de β-globina, e transmitida tanto pelo pai como pela mãe (doença autossómica recessiva). Esta caraterística leva à produção de hemoglobina S (HbS) anormal, que provoca a deformação dos glóbulos vermelhos e perturbações que levam à obstrução dos vasos sanguíneos. A deformabilidade das hemácias falciformes varia de acordo com o genótipo e, dentro de um mesmo paciente, de acordo com as condições clínicas e fisiológicas [1].

A falta de dados fiáveis na maioria dos países torna difícil estimar o número de pessoas efetivamente afectadas em todo o mundo. Não existem registos nacionais da doença, mesmo nos países desenvolvidos que têm programas de rastreio neonatal em vigor há vários anos (EUA, Reino Unido, França) [2]. Foram publicadas várias estimativas [2-4], que referem frequências de distribuição do alelo S muito variáveis consoante a região: Na África Subsariana (cerca de vinte países com 2% a 38%), Índia (6 regiões com 17% a 30%), Mediterrâneo Oriental (Arábia Saudita 1% a 29%) e Iraque (0% a 22%). Na RDC, os estudos mais recentes relatam uma prevalência de até 40% da população para a forma heterozigótica entre os portadores do traço falciforme (também conhecidos como portadores saudáveis), e até 2,3% da população para a forma homozigótica entre os portadores de células falciformes. Todos os anos, nascem na RDC cerca de 40.000 crianças com doença falciforme [5,6]. Estes nascimentos resultam numa elevada taxa de mortalidade precoce. De facto, 50-90% destas crianças morrem antes dos 5 anos de idade. Esta elevada taxa de mortalidade pode ser explicada, em parte, pelo atraso no diagnóstico da doença, pela falta de tratamento eficaz e pelos recursos limitados das famílias afectadas [7,8]. A doença falciforme é responsável por uma mortalidade infantil significativa nos países em desenvolvimento, onde não existe um programa de rastreio neonatal sistemático nem cuidados abrangentes. Foi demonstrado que o rastreio neonatal da anemia falciforme (NSS) reduz significativamente a mortalidade infantil específica das células falciformes. No entanto, a implementação deste NDS está associada à noção da sua aceitabilidade pela população-alvo, e esta aceitabilidade depende de vários factores socioculturais presentes de uma comunidade para outra [9]. As causas atribuídas à doença diferem entre sociedades e dentro de uma mesma sociedade. É certo que os terapeutas tradicionais tentam associar a doença a uma disfunção orgânica, mas a maior parte das atitudes da população tem origem no significado ontológico atribuído à doença. Trata-se de uma doença natural, de um ataque de uma bruxa, de um mal enviado pelos antepassados ou de um génio do mato? A ideia que as pessoas têm da doença orienta a sua procura de remédios e as suas atitudes sociais. Na África Central (Congo, RDC, Camarões, Gabão), as pessoas tendem a atribuir as doenças, especialmente as doenças crónicas como a anemia falciforme, à agressão de um feiticeiro ou à malevolência de espíritos ancestrais. Por vezes, o próprio doente é considerado como um espírito mau. A procura de remédios, para além dos cuidados médicos, evidentemente, recorre então ao contra-feiticeiro ou ao exorcista [10,11].

Nos países em desenvolvimento, o rastreio da doença não é sistemático e é geralmente efectuado após um primeiro ataque, o que pode atrasar o resultado em vários meses, uma vez que a principal prioridade é tratar a anemia grave e as complicações do ataque que levou a criança à clínica [12].

Na África Subsaariana, alguns projetos-piloto de triagem neonatal sistemática foram realizados nos últimos anos em Gana, Uganda, Benin e na RDC, com o apoio de financiamento externo, mas nenhum, até onde sabemos, conseguiu estabelecer um programa de triagem neonatal sistemática para a doença falciforme em escala nacional [6,13-16]. Infelizmente, estes projectos-piloto depararam-se com uma série de problemas, nomeadamente a aceitabilidade da DND, tanto por parte de alguns pais como do pessoal de saúde e mesmo das autoridades nacionais, para quem este rastreio constituiria um encargo adicional [17].

É neste contexto que vários autores consideram que, antes da implementação de qualquer programa ou projeto de saúde pública, é recomendada uma abordagem ascendente, uma vez que promove a participação e o apoio da comunidade [18]. Com isto em mente, e tendo em vista a futura introdução de um programa nacional de DND na RDC, propusemo-nos realizar um inquérito sobre a aceitabilidade deste rastreio entre a população da nossa área. O objetivo deste estudo foi determinar o nível de aceitabilidade da NHW e os factores que a influenciam na população da cidade de Lubumbashi, na RDC.

3. Materiais e métodos

O estudo foi efectuado na cidade de Lubumbashi, na província de Haut-Katanga. Lubumbashi é a capital da província de Haut-Katanga, no sudeste da RDC. Realizámos um estudo transversal descritivo baseado num inquérito comunitário a adultos. O inquérito foi realizado entre 1er e 31 de dezembro de 2020. Todos os participantes deram o seu consentimento no momento da recolha de dados. A fórmula de Cochran para estudos descritivos foi usada para calcular o tamanho da amostra (n = z pq/d^{22}) [19], com um desvio padrão normal em um intervalo de confiança de 95% (1,96), uma prevalência estimada de conhecimento dos profissionais de saúde sobre a doença falciforme de 30% [20] e um erro de precisão de 5% (0,05). O tamanho mínimo da amostra calculado foi de 323 participantes. Um total de 2.450 questionários foram distribuídos, 350 por comuna (a cidade de Lubumbashi compreende 7 comunas). Dos 2.450 adultos convidados a preencher o questionário, 2.032 concordaram em fazê-lo e foram incluídos no estudo. Isto representou uma taxa de participação efectiva de 82,9%. O instrumento de recolha de dados utilizado neste estudo é um questionário semi-estruturado utilizado em estudos anteriores [21,22] que estabeleceram a validade do conteúdo do questionário. Este questionário foi concebido para recolher informações dos inquiridos relativamente às caraterísticas sociodemográficas, ao conhecimento da DND, às atitudes em relação às políticas de rastreio das células falciformes e às suas atitudes em relação à interrupção voluntária da gravidez se o feto da participante fosse afetado pela doença falciforme. As opções de resposta para as perguntas fechadas eram "Sim", "Não" ou "Não sei". Três equipas de seis entrevistadores cada foram formadas para recolher dados usando um questionário de escolha múltipla em francês. O formulário do inquérito foi preenchido pelo entrevistador, caso o inquirido não soubesse ler ou escrever, ou pelo próprio inquirido, após esclarecimento do entrevistador. Foi realizado um estudo-piloto com dez participantes selecionados para determinar se os elementos do questionário eram fáceis de compreender. As entrevistas-piloto garantiram que não eram feitas perguntas ambíguas e determinaram o tempo necessário para completar uma entrevista. As entrevistas tiveram uma duração média de 25 minutos. Os dados obtidos durante as entrevistas-piloto não foram incluídos nos resultados finais deste estudo. A equipa recebeu formação durante três dias antes e depois do pré-teste. Esta formação incidiu sobre as técnicas de entrevista, o objetivo do estudo e os aspectos éticos. O investigador principal e os supervisores monitorizaram o local diariamente durante todo o período de recolha de dados e verificaram se cada questionário tinha sido totalmente preenchido para garantir a sua exaustividade e coerência. Os dados recolhidos foram introduzidos no Excel 2019 e verificados quanto a inconsistências e erros. As análises foram efectuadas utilizando o software STATA (versão 15). As frequências e as médias foram determinadas para as caraterísticas sociodemográficas dos inquiridos. A distribuição de cada questão de conhecimento (por exemplo, causalidade, possibilidade de diagnóstico no útero, após o nascimento e em qualquer outro momento) e atitude em relação à triagem de células falciformes (incluindo antes do casamento, durante a gravidez, após o nascimento e razões para cada decisão) foram apresentadas em figuras na forma de frequências, depois cruzadas com as variáveis sociodemográficas em uma análise bivariada. O teste do Qui-quadrado de Pearson foi utilizado para determinar a associação. Um valor de p<0,05 foi considerado estatisticamente significativo.

4. Resultados

De um total de 2 450 inquiridos, 2 032 aceitaram responder voluntariamente ao nosso questionário, o que corresponde a uma taxa de resposta de 82,9%.

Quadro VI. Caraterísticas sócio-demográficas dos inquiridos

	(N=2032)	
Idade <21 anos	199	9,79
21-30 anos de idade	919	45,23
Idade 31-40 anos	694	34,15
≥41 anos	220	10,83
Média ± DP	31,0 ± 9,0	
Género Feminino	1095	53,89
Masculino	937	46,11
Estado civil Individual	1103	54,28
Casado	805	39,62
Separado/Divorciado	124	6,10
Nível de educação Não	72	3,54
Primário	269	13,24
Secundário	889	43,75
Superior/Universitário	802	39,47
Atividade profissional Comércio	806	39,67
Empregado	499	24,56
Não	426	20,96
Outros	301	14,81
Religião Protestante/Pentecostal	856	42,13

Católico	816	40,16
islâmico	137	6,74
Outros	223	10,97

Conforme descrito na Tabela VI, a média de idade dos inquiridos foi de 31,0 ± 9,0 anos, sendo que 45,23% (919/2032) tinham idades compreendidas entre os 21 e os 30 anos; 53,89% eram do sexo feminino e 46,11% do sexo masculino. Relativamente ao estado civil, 1103 (54,28%) dos inquiridos afirmaram ser solteiros, 805 (39,62%) casados e 124 (6,10%) separados ou divorciados.

Em termos de ocupação, 806 (39,67%) afirmaram exercer uma atividade comercial, 499 (24,56%) estavam empregados, 426 (20,96%) não tinham ocupação (desempregados) e 301 (14,81%) estavam envolvidos em outras actividades que não o comércio. Quanto à religião, 856 (42,13%) inquiridos eram pentecostais/protestantes, 816 (40,16%) eram católicos, 137 (6,74%) eram islâmicos e 223 (10,97%) disseram pertencer a outras denominações religiosas. Dos 2032 inquiridos, quase 40% tinham o ensino superior/universitário, 43,75% o ensino secundário, 13,24% o ensino primário e 3,54% eram analfabetos.

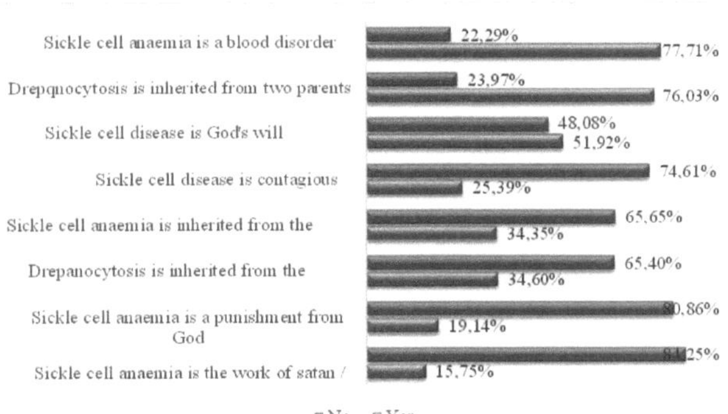

Figura 8. Conhecimentos gerais dos inquiridos (n=2032) sobre a doença falciforme

No geral (Figura 8), o conhecimento sobre a anemia falciforme como uma doença sanguínea hereditária foi bom (77,71%); 1545 (76,03%) entrevistados sabiam que a doença podia ser herdada de ambos os pais e 1516 (74,61%) sabiam que não era contagiosa. Quanto às crenças sobre a anemia falciforme, 1055 (51,92%) disseram que era vontade de Deus, 389 (19,14%) disseram que era castigo de Deus e 320 (15,75%) achavam que era obra de Satanás ou de espíritos malignos. Trezentas e setenta e sete pessoas (18,55%) tinham conhecimento da sua situação em relação à anemia falciforme e, destas, 20 (5,31%) indicaram que eram doentes falciformes (SS) e 54 (14,32%) tinham traço falciforme (AS).

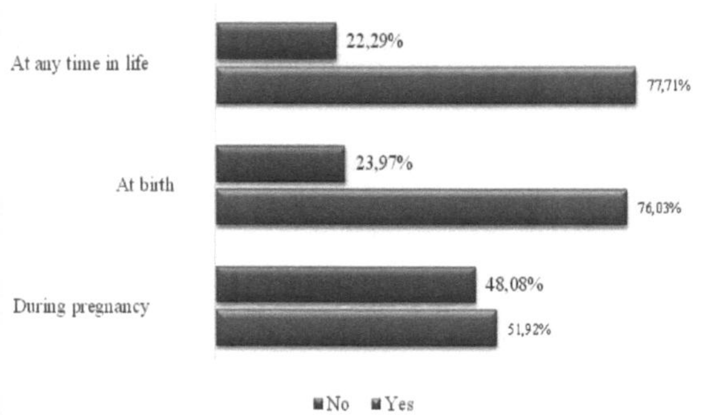

Figura 9. Conhecimento dos inquiridos (n=2032) sobre o período de rastreio das células falciformes

Como mostra a figura 9, 1584 (77,71%) entrevistados disseram que a doença falciforme pode ser diagnosticada em qualquer momento da vida de uma pessoa, 1043 (51,33%) sabiam que ela pode ser diagnosticada no nascimento (diagnóstico neonatal) e 914 (44,98%) disseram que ela pode ser diagnosticada antes do nascimento (diagnóstico pré-natal).

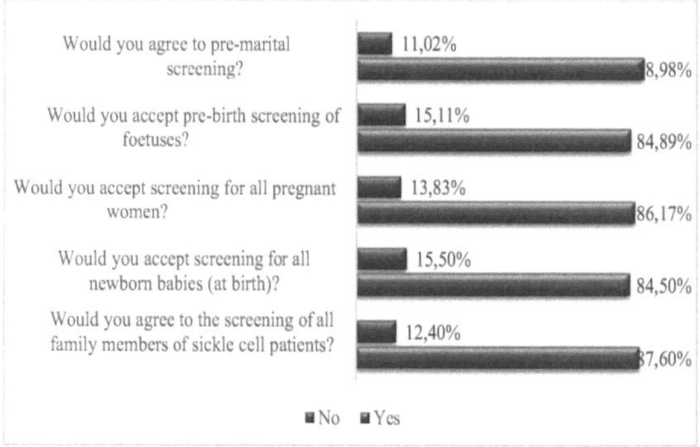

Figura 10. Atitudes dos inquiridos (n=2032) em relação ao rastreio das células falciformes

Em termos das atitudes dos inquiridos em relação ao rastreio da doença falciforme, a forma mais aceitável de rastreio da doença falciforme foi o rastreio pré-marital (88,98%), enquanto a menos aceitável foi o diagnóstico neonatal (84,50%). O rastreio dos membros da família e de todas as mulheres grávidas também foi aceite por 87,60% e 86,17%, respetivamente. Examinámos as respostas dos inquiridos relativamente à interrupção de uma gravidez em que o feto tem anemia falciforme. Quase 9 em cada 10 inquiridos (1780/2032 ou 87,60%) eram contra a interrupção da gravidez e 12,40% (252/2032) eram a favor da interrupção da gravidez. As razões mais comuns apresentadas para não interromper uma gravidez foram considerações religiosas (65,71%), seguidas de considerações éticas (34,29%). Por outro lado, no que diz respeito às razões apresentadas pelos inquiridos que eram a favor d a   interrupção da gravidez, verificámos que as considerações sociais (marginalização, complexo de inferioridade) surgiram em primeiro lugar (49,56%), seguidas das considerações económicas (32,46%) e das considerações culturais (feitiçaria) (17,98%).

Tabela VII. Aceitabilidade do rastreio neonatal da doença falciforme de acordo com as caraterísticas sociodemográficas

Variável Total=2032 Sim=1717 Valor do Qui-quadrado

		n (%)		
Idade <21 anos	199	150 (75,38%)	14,37	0,002
21-30 anos de idade	919	790 (85,96%)		
Idade 31-40 anos	694	589 (84,87%)		
≥41 anos	220	188 (85,45%)		
Género Masculino	937	773 (82,50%)	5,03	0,025
Feminino Estado civil Individual	1095 1103	944 (86,21%) 921 (83,50%)	2,58	0,275
Casado	805	693 (86,09%)		
Divorciado/Separado Nível de educação Nenhum/Primário	124 341	103 (83,06%) 284 (83,28%)	2,14	0,343
Secundário	889	763 (85,83%)		
Superior/Universitário Religião Protestante/Pentecostal	802 856	670 (83,54%) 723 (84,46%)	95,29	0,000
Católico	816	723 (88,60%)		
islâmico	137	77 (56,20%)		
Outros Atividade profissional Desempregado	223 426	194 (87,00%) 356 (83,57%)	6,88	0,075
Comércio	806	665 (82,51%)		
Empregado	499	437 (87,58%)		
Outras actividades	301	259 (86,05%)		

A Tabela VII mostra as associações entre a aceitabilidade da DND e as caraterísticas sócio-demográficas dos inquiridos. Verificámos que a idade, o sexo e a religião estão significativamente associados à aceitabilidade do DPN (p<0,05). No entanto, não foi encontrada relação significativa entre a aceitabilidade da DNT e as seguintes variáveis: estado civil, nível de escolaridade e ocupação profissional. O nível de aceitabilidade das DND foi de 75,38%, 85,96%, 84,87% e 85,45%, respetivamente, nos inquiridos com idades <21, 21-30, 31-40 e ≥41 anos. A comparação entre essas taxas foi estatisticamente significativa (X^2 =14,37; p<0,002). Os inquiridos com idade ≥21 anos têm maior probabilidade de aceitar a

DND do que os inquiridos com idade <21 anos.No que respeita ao género, o nível de aceitabilidade do DND foi estatisticamente mais elevado entre as mulheres inquiridas (86,21%) do que entre os homens inquiridos (82,50%) (X^2 =5,03; p=0,025).Em termos de religião, o nível de aceitação da DND foi de 88,60%, 84,46%, 56,20% e 87,00%, respetivamente, entre católicos, protestantes/pentecostais, muçulmanos e outras denominações religiosas. O teste de Pearson mostra uma diferença estatisticamente significativa entre estas taxas (X^2 =95,29; p<0,001).

Tabela VIII. Factores associados à aceitabilidade do rastreio neonatal da doença falciforme

Variável	OR ajustado	[95% Conf	Intervalo]	Sig	
Idade <21 anos de idade	1,00	-	-		
21-30 anos de idade	1,95	1,32	2,87	***	
Idade 31-40 anos	1,84	1,21	2,79	***	
≥41 anos	1,74	1,00	3,02	**	
Género Masculino	1,00	-	-		
Feminino	1,31	1,00	1,72	**	
Estado civil Individual	1,00	-	-		
Casado	1,34	0,99	1,81	*	
Divorciado/Separado	1,15	0,67	1,97	*	
Nível de educação Nenhum/Primário	1,00	-	-		
Secundário	1,03	0,71	1,49	*	
Superior/Universitário	0,87	0,60	1,25	*	
Religião Protestante/Pentecostal	1,00	-	-		
Católico	1,50	1,11	2,02	***	
islâmico	0,24	0,16	0,36	***	
Outros	1,25	0,80	1,95	*	
Atividade profissional Desempregado	1,00	-	-		
Comércio	1,04	0,74	1,48	*	
Empregado	1,48	0,99	2,20	*	
Outras actividades	1,50	0,95	2,38	*	

*** p<0,01; ** p<0,05; * p>0,05

Verificámos que as mulheres tinham maior probabilidade de aceitar o DND do que os homens (OR ajustado=1,31 [1,00-1,72]; p=0,048). Em comparação com os protestantes/pentecostais, os católicos eram mais propensos a aceitar o DPN (OR ajustado=1,50 [1,11-2,02]; p=0,009); os muçulmanos, por outro lado, eram menos propensos a aceitar o DPN (OR ajustado=0,24 [0,16-0,36]; p<0,001).

5. Discussão

A aceitabilidade das DNTs é uma área que tem sido relativamente pouco estudada. Até onde sabemos, o presente estudo é o primeiro em Lubumbashi, e um dos poucos na RDC e na África subsaariana, a avaliar o conhecimento e as atitudes da população em relação ao diagnóstico neonatal da doença falciforme. A principal mensagem deste estudo é que o DND é prontamente aceito por 84,50% da população. Uma taxa de prevalência dessa magnitude é indicativa do apoio que um programa sistemático de DND geraria. Esta taxa de aceitação é relativamente próxima dos 86,1% registados por Nnodu et al. [21] e dos 86% encontrados por Oluwole et al [23] na Nigéria. Foram registadas taxas mais elevadas: 99% por Tubman et al [24] na Libéria e 99,7% por Odunvbun et al [25] na Nigéria. Em contraste com os nossos resultados, um estudo recente efectuado em Koula-Moutou (Gabão) encontrou uma taxa de aceitabilidade de 30% [20]. Este estudo mostra que há uma série de crenças sobre a doença falciforme entre os entrevistados, embora o nível de conhecimento seja bom. Explicações sobrenaturais para a causa da doença falciforme são comuns em muitos contextos africanos [26]. Dado que a DND depende da confiança e da opinião da população, estas ideias erradas têm de ser adequadamente abordadas não só a todos os níveis dos cuidados de saúde, mas também através de uma colaboração intersectorial funcional, particularmente com os meios de comunicação social [21].

Um dos principais objectivos do presente estudo foi determinar os factores que devem ser tidos em conta para incentivar a participação em programas de DND, o que maximizaria a relação custo-eficácia do programa, uma vez instalado. Os nossos resultados mostram que o nível de aceitabilidade do DND está associado à idade e ao género. Em contraste com o estudo de Nnodu et al [21], o presente estudo revelou que os inquiridos mais jovens (<21 anos) apoiavam menos o DND. Os inquiridos do sexo feminino eram mais favoráveis ao DND do que os inquiridos do sexo masculino. Acreditamos que o facto de, nas nossas sociedades africanas, serem as mulheres as principais responsáveis pelo cuidado das crianças significa que elas são mais sensíveis aos problemas de saúde infantil do que os homens e que aceitam prontamente o rastreio neonatal. Os nossos resultados mostram que, em comparação com os protestantes/pentecostais, os católicos são mais susceptíveis de aceitar o DND; os muçulmanos, por outro lado, são menos susceptíveis. Esta conclusão é consistente com a de Nnodu et al [21], que concluiu que os muçulmanos apoiavam menos o DND. Acreditamos que os nossos resultados podem ser parcialmente explicados pelo facto de a grande maioria das igrejas cristãs exigir que os casais que pretendem casar façam um rastreio da anemia falciforme antes do casamento. Nos países desenvolvidos, a DND com acompanhamento e cuidados adequados das crianças afectadas em centros especializados levou a uma redução da taxa de mortalidade da doença falciforme de 16% para <1% [27,28]. Nos países em desenvolvimento, reconhece-se que um número desconhecido de crianças com doença falciforme é suscetível de morrer com a doença não diagnosticada, não tratada ou mal tratada

[29]. Dado que a prestação de serviços na RDC é dificultada por grandes dificuldades económicas e organizacionais, os resultados deste estudo são um convite às autoridades de saúde para implementarem uma política nacional de DNT de modo a que as crianças com doença falciforme possam beneficiar de cuidados médicos e monitorização ao longo das suas vidas. Os seus resultados fornecem respostas às muitas questões levantadas pelos vários projectos sistemáticos de DNT realizados na RDC. A sua grande amostra (n=2032) ajudou a estabelecer associações estatisticamente significativas entre a aceitabilidade da DND e os factores que parecem influenciá-la. Estas associações são muito úteis porque ajudam a orientar as políticas de sensibilização do público para a DND e a compreender os factores que a influenciam.Uma das principais limitações do nosso estudo é a possibilidade de viés de seleção, uma vez que a nossa população de estudo é exclusivamente urbana. Apesar desta limitação, os resultados do presente estudo constituem um ponto de partida aceitável para a discussão de uma política nacional para a DNT.

6. Conclusão

O presente estudo demonstrou que a DND é aceitável para a população da cidade de Lubumbashi. Isto é encorajador, tendo em vista a implementação de um programa sistemático de DND com o objetivo de reduzir o peso da doença falciforme na RDC. No entanto, o estudo revela e sublinha a necessidade de sensibilizar a população para abandonar as más crenças sobre a anemia falciforme e aumentar o nível de aceitação entre todos os sectores da sociedade.

Referências

1. Connes P. Fisiopatologia da doença falciforme. In: de Montalembert, Allali S, Brousse V, Marchetti MT. Doença falciforme em crianças e adolescentes. Paris: Elsevier Masson; 2020.
2. Piel FB, Patil AP, Howes RE, Nyangiri OA, Gething PW, Dewi M, et al. Global epidemiology of sickle haemoglobin in neonates: a contemporary geostatistical model- based map and population estimates. Lancet 2013;381(9861):142-51.
3. Modell B, Darlison M. Global epidemiology of haemoglobin disorders and derived service indicators (Epidemiologia global dos distúrbios da hemoglobina e indicadores de serviços derivados). Boletim da OMS 2008;86(6):480-7.
4. Modell B, Darlison M, Birgens H, Cario H, Faustino P, Giordano PC, et al. Epidemiology of hemoglobin disorders in Europe: an overview. Scand J Clin Lab Invest 2007;67(1):39- 69.
5. Tshilolo, L, Kafando E, Sawadogo M, coton F, Vertongen F, Ferter U e Gulbis B. (2008). Programas de rastreio neonatal e de cuidados clínicos para as doenças falciformes na África Subsariana: Lessons from pilot studies. Saúde Pública 2008; 122(9): 933-941.
6. Tshilolo L, Aissi LM, Lukusa D, Kinsiama C, Wembonyama S, Gulbis B, Vertongen F. Rastreio neonatal da anemia falciforme na República Democrática do Congo: experiência de um projeto pioneiro em 31 204 recém-nascidos. Transfus Med 2010; 20(1): 62-5;
7. Grosse, S.D., et al. Sickle cell disease in Africa: a neglected cause of early childhood mortality (Doença falciforme em África: uma causa negligenciada de mortalidade infantil precoce). Revista americana de medicina preventiva, 2011; 41(6 Suppl 4): S398-405.

8. Kumar, A.A., et al. Avaliação de um teste de diagnóstico rápido baseado na densidade para a doença falciforme num contexto clínico na Zâmbia. PloS One 2014; 9(12): e114540.

9. Katuala T.E. Inquérito multicêntrico sobre a aceitabilidade do rastreio neonatal da doença falciforme em Kinshasa, República Democrática do Congo. Faculdade de Saúde Pública, Universidade Católica de Lovaina, 2019. Promotor: Léonard, Christian. http://hdl.handle.net/2078.1/thesis:19766.

10. Bediako SM, Neblett Jr EW. Otimismo e perceção de stress na doença falciforme: O papel de um ethos social afro-cultural. Journal of Black Psychology 2011 ; 37(2) : 234-253.

11. Olatunya OS, Babatola AO, Ogundare EO, Olofinbiyi BA, Lawal OA, Awoleke JO, et al. Percepções e prática do diagnóstico precoce da doença falciforme por pais e médicos num estado do sudoeste da Nigéria. Jornal Científico Mundial 2020; 2020: Artigo ID 4801087.

12. Institutos Nacionais de Saúde, Consenso. Conferência de consenso. Rastreio neonatal da doença falciforme e de outras hemoglobinopatias. Journal of American Medical Association 1987; 258(9): 1205-1209.

13. Ohene-Frempong K, Oduro J, Tetteh H, Nkrumah F. Newborn screening for sickle cell disease in Ghana (Rastreio neonatal da doença falciforme no Gana). Paediatrics. 2008, 12 : 5-7.

14. Inusa BP, Daniel Y, Lawson JO, Dada J, Matthews CE, et al. Rastreio da doença falciforme no Norte da Nigéria: A Coexistência de B- Talassemia Herança. Pediat Therapeut 2015; 5: 262. Doi :10.4172/2161-0665.1000

15. Rahimy MC, Gangbo A, Ahouigan G, Alihonou E. Newborn screening for sickle cell disease in Republic of Benin (Rastreio neonatal da doença falciforme na República do Benim). J Clin Pathol. 2009 ; 62 : 46-48.

16. Ndeezi G, Kiyaga C, Hernandez AG, Munube D, Howard TA, Ssewanyana I, et al. Carga do traço falciforme e da doença no Estudo de Vigilância Falciforme do Uganda (US3): um estudo transversal. The Lancet Global Health 2016; 4(3): e195-e200.

17. Shongo MYP, Mukuku O. Neonatal screening for sickle cell disease in Lubumbashi, DRC. Revista do Enfermeiro Congolês. 2018 ; 2 : 62-63.

18. Carlton J, Griffiths HJ, Horwood AM, Mazzone PP, Walker R, Simonsz HJ. Aceitabilidade da triagem infantil: uma revisão narrativa sistemática. Saúde pública 2021; 193: 126-138.

19. Ministério da Saúde Pública da RDC. Relatório de contas da saúde 2014. Kinshasa: PNCNS; outubro de 2016.

20. Mombo LE, Makosso LK, Bisseye C, Mbacky K, Setchell JM, Edou A. Aceitabilidade do rastreio da doença falciforme neonatal entre mulheres parturientes no Hospital Regional Paul Moukambi na zona rural do Gabão Oriental, África Central. Jornal Africano de Saúde Reprodutiva 2021; 25(3): 72-77.

21. Nnodu OE, Adegoke SA, Ezenwosu OU, Emodi II, Ugwu NI, Ohiaeri CN, et al. Um inquérito multicêntrico sobre a aceitabilidade do rastreio neonatal da doença falciforme na Nigéria. Cureus 2018; 10(3): e2354.

22. Wonkam A, Njamnshi AK, Mbanya D, Ngogang J, Zameyo C, Angwafo FF. Aceitabilidade do diagnóstico pré-natal por uma amostra de pais de doentes com anemia falciforme nos Camarões (África Subsariana). Journal of genetic counseling 2011; 20(5): 476-485.

23. Oluwole EO, Adeyemo TA, Osanyin GE, Odukoya OO, Kanki PJ, Afolabi BB (2020) Viabilidade e aceitabilidade da triagem infantil precoce para doença falciforme em Lagos, Nigéria - um estudo piloto. PLoS ONE 15(12): e0242861.

24. Tubman VN, Marshall R, Jallah W, Guo D, Ma C, Ohene-Frempong K, et al. Rastreio neonatal da doença falciforme na Libéria: Um estudo piloto. Pediatr Blood Cancer. 2016; 63 (4): 671-676.

25. Odunvbun ME, Okolo AA, Rahimy CM. Rastreio neonatal da doença falciforme num hospital nigeriano. Saúde pública 2008; 122(10): 1111-1116.

26. Marsh VM, Kamuya DM e Molyneux SS. 'All her children are born that way': gendered experiences of stigma in families affected by sickle cell disorder in rural Kenya. Ethn Health 2011; 16(4-5): 343-59. https://doi.org/10.1080/13557858.2010.541903.

27. Komba, A. N., Makani, J., Sadarangani, M., et al. (2009). A malária como causa de morbilidade e mortalidade em crianças com doença falciforme homozigótica na costa d o Quénia. Clinical Infectious Diseases, 49(2), 216- 22.

28. Streetly A, Latinovic R, Hall K, Henthorn J. (2009). Implementation of universal newborn bloodspot screening for sickle cell disease and other clinically significant haemoglobinopathies in England: screening results for 2005-7. Journal of Clinical Pathology, 62(1), 26- 30.

29. Makani J, Cox SE, Soka D, Komba AN, Oruo J, Mwamtemi H, et al (2011) Mortalidade na Anemia Falciforme em África: Um estudo de coorte prospetivo na Tanzânia. PLoS ONE 6(2) : e14699. https://doi.org/10.1371/journal.pone.0014699

Objetivo 3: Determinar a prevalência da doença falciforme em Lubumbashi, República Democrática do Congo

Autores: *Tina Katamea, Olivier Mukuku, Stanis O. Wembonyama*

Revista: *British Journal of Haematology*

Artigo original: *2021; 193 (Suppl. 1): 31*

1. Resumo

Introdução: A doença falciforme é uma hemoglobinopatia autossómica recessiva. Afecta cerca de 2% dos recém-nascidos em certos países da África Subsariana. Na maioria dos doentes, a incidência de complicações pode ser reduzida se o rastreio for efectuado à nascença. Este estudo foi realizado para determinar a prevalência da doença falciforme numa população de recém-nascidos em Lubumbashi, na República Democrática do Congo.

Métodos: Este estudo prospetivo transversal foi realizado de junho a dezembro de 2020 entre recém-nascidos em 9 unidades de saúde na cidade de Lubumbashi, República Democrática do Congo. As amostras de sangue dos recém-nascidos foram examinadas por eletroforese capilar.

Resultados: De um total de 538 recém-nascidos rastreados para a doença falciforme, 369 (68,59%; IC95%: 64,48% - 72,49%) eram AA; 141 (26,21%; IC95%: 22,54% - 72,49%) eram AA.30,14%) eram AS; 27 (5,01%; IC95%: 3,33% - 7,22%) eram AS. SS e 1 (0,19%; IC95%: 0,00% - 1,03%) neonatos eram AC.**Conclusão:** Este estudo determinou a prevalência da doença falciforme durante o rastreio neonatal em Lubumbashi. O aconselhamento pré-matrimonial é essencial para reduzir a prevalência desta hemoglobinopatia, que é muito elevada (5,01% de Hb SS). O rastreio sistemático de recém-nascidos em todas as maternidades do país ajudaria a avaliar a prevalência a nível nacional e a melhorar a qualidade de vida das crianças com doença falciforme.

Palavras-chave: Doença falciforme; Rastreio neonatal; Prevalência; Recém-nascido; Lubumbashi.

2. Introdução

A doença falciforme é uma hemoglobinopatia hereditária resultante da substituição do aminoácido glutâmico pelo valina na sexta posição da cadeia de beta-globina [1]. O traço falciforme é herdado num padrão autossómico recessivo. Fenotipicamente, apenas os indivíduos com genes duplos recessivos da doença falciforme (homozigotos SS) manifestam a doença, enquanto os heterozigotos (AS) são chamados portadores saudáveis. De acordo com D. Diallo, a África é o continente mais afetado, com 200.000 recém-nascidos com anemia falciforme a cada ano [2]. Isto representa cerca de 66,6% das crianças nascidas com hemoglobinopatias em todo o mundo. A falta de dados fiáveis na maioria dos países torna difícil estimar o número de pessoas realmente afectadas em todo o mundo. Não existem registos nacionais da doença, mesmo nos países desenvolvidos que têm programas de rastreio neonatal em vigor há vários anos (Estados Unidos, Reino Unido, França) [3]. Foram publicadas várias estimativas [3-5], que referem frequências de distribuição do alelo S muito variáveis consoante a região: África Subsariana (cerca de vinte países com frequências que variam entre 2% e 38%), Índia (6 regiões com frequências que variam entre 17% e 30%), Mediterrâneo Oriental (Arábia, Arábia Saudita, África do Sul, etc.) e Médio Oriente. Arábia Saudita [1% a 29%] e Iraque [0% a 22%]).Na RDC, os estudos mais recentes relatam uma prevalência de até 40% da população para a forma heterozigótica entre os portadores do traço falciforme (também conhecidos como portadores saudáveis), e até 2,3% da população para a forma homozigótica entre os portadores de células falciformes. Todos os anos, nascem cerca de 40.000 crianças com doença falciforme na RDC [6]. De acordo com relatórios de Gana, estima-se que 15.000 crianças nascem com doença falciforme a cada ano [7]. No Benim, a prevalência do traço falciforme é estimada em 25% [8], enquanto na Nigéria varia de 24 a 25% [9,10]. Em todos estes países africanos, a concentração do traço falciforme é mais elevada em subpopulações específicas [2,9,10], provavelmente devido a casamentos tribais conservadores. O padrão de herança autossómica recessiva assumido pelo traço falciforme, no entanto, prevê mudanças na dinâmica a nível populacional, facilidade de movimento e casamentos intertribais que alterariam a distribuição do traço falciforme dentro dessas comunidades [11]. Os dados disponíveis sobre a prevalência da doença falciforme em uma população de recém-nascidos em Lubumbashi são baseados em uma pesquisa preliminar realizada por Shongo e Mukuku em 2017 [12]. De acordo com este estudo, a prevalência da doença falciforme entre os recém-nascidos foi de 15,61% (3,47% dos recém-nascidos eram portadores de uma síndrome falciforme principal e 12,14% eram heterozigotos falciformes) [12]. À luz dos avanços nas intervenções de saúde, rastreio e aconselhamento pré-matrimonial da população, presume-se que a distribuição do traço falciforme entre as populações africanas pode ser estrategicamente modificada. Partimos da hipótese de que um inquérito atual sobre a prevalência da doença falciforme em Lubumbashi seria informativo, dado que já passaram 3 anos desde o último estudo, que era apenas preliminar [12]. Este estudo foi, portanto, realizado para fornecer uma atualização sobre a prevalência da doença falciforme na cidade de Lubumbashi, RDC.

3. Materiais e métodos

3.1. Âmbito e tipo de estudo

Este foi um estudo prospetivo, descritivo e transversal envolvendo recém-nascidos. Realizamos triagem neonatal para doença falciforme nas maternidades de 9 unidades de saúde na cidade de Lubumbashi, República Democrática do Congo, de junho a dezembro de 2020. Estes foram Cliniques Universitaires, Jason Sendwe Provincial Reference General Hospital, Katuba Reference General Hospital, Kamalondo Reference General Hospital, Kenya Reference General Hospital, Kisanga Health Zone Hospital, Ruashi Military Hospital, Camp Vangu Military Hospital e Saint François Hospital.

3.2. População estudada

Este estudo incidiu sobre os recém-nascidos nas maternidades acima referidas e o rastreio envolveu recém-nascidos com idade igual ou inferior a 6 dias. Foi solicitado o consentimento informado a todas as mulheres que aceitaram fazer o rastreio do seu recém-nascido. Foram excluídos do estudo os recém-nascidos com qualquer doença diagnosticada durante a maternidade, os recém-nascidos transfundidos e os recém-nascidos cujas mães não aceitaram participar no estudo. Os dados demográficos e os dados de contacto foram recolhidos antes da colheita de sangue, utilizando um formulário pré-estabelecido, e foram depois introduzidos numa base de dados em formato Microsoft Excel.

3.3. Amostragem

A fórmula de Cochran para estudos descritivos foi utilizada para calcular o tamanho da amostra (n = z pq/d^{22}) [13], com um intervalo de confiança de 95% de desvio padrão (1,96), uma prevalência estimada de células falciformes de 3,47% [12] e um erro de precisão de 2,5% (0,025). O tamanho mínimo da amostra calculado foi de 206 participantes. Levando em conta uma taxa de não resposta de 20%, foi calculado um tamanho de amostra de 248, mas 538 recém-nascidos foram finalmente recrutados para o estudo.

3.4. Realização do inquérito

A educação para a saúde foi ministrada antes da obtenção do consentimento para o rastreio de um recém-nascido. A duração da educação era de aproximadamente 30 minutos e dependia das perguntas das mães. A educação para a saúde sobre a doença falciforme foi feita através de uma pequena entrevista com um grupo de mães. As informações incluíram a origem da doença falciforme, os diferentes tipos de doença falciforme, a importância das consultas médicas e estilos de vida saudáveis. A formação foi dada em suaíli e/ou francês para garantir a compreensão. Os resultados do rastreio das células falciformes foram comunicados a todas as mães. As crianças que apresentaram resultados positivos para a doença falciforme foram encaminhadas para o pediatra (investigador principal) para posterior acompanhamento e aconselhamento.

3.5. Técnicas de recolha e análise de amostras

Foi colhido um máximo de 500 µl de amostra de sangue em tubos de microcontentor de ácido etileno diamino tetra acético (EDTA) da punção venosa das costas da mão de cada recém-nascido nas unidades de saúde selecionadas. As amostras de sangue dos recém-nascidos foram depois armazenadas numa caixa frigorífica a 5° C e transportadas para o laboratório do Hospital Monkole em Kinshasa (RDC), onde foi efectuada a eletroforese capilar utilizando uma máquina de nova geração, o Capillarys 2 Flex Piercing System [Sebia SA, França]. Em primeiro lugar, os tubos primários contendo os glóbulos vermelhos previamente preparados são colocados no ponto de injeção do suporte. Os códigos de barras são colocados de frente para a janela de leitura. Após a injeção das amostras no suporte, o sistema automático lê os códigos de barras nos tubos de amostras primárias. As amostras são então hemolisadas e diluídas com a solução hemolisante nos copos de reagentes, lavando a agulha de amostragem entre cada diluição. Os capilares são lavados antes de as amostras hemolisadas serem injectadas nos capilares e a injeção é efectuada no ânodo por sucção. As diferentes fracções de hemoglobina migram então através dos capilares num meio básico (pH 9,4), permitindo a sua separação e deteção diretamente no cátodo. A migração, que dura cerca de 14 minutos, efectua-se a uma tensão constante elevada (vários milhares de volts) e a uma temperatura controlada pelo efeito Peltier. Os diferentes picos de hemoglobina são lidos a 415 nm, o que corresponde ao comprimento de onda de absorção máxima da hemoglobina. Todas estas etapas resultam em traçados ou perfis electroforéticos que são depois interpretados pelo biólogo.

3.6. Análise estatística

As análises estatísticas foram efectuadas utilizando o software STATA 16 (Stata Corp, College Station, TX). As proporções foram calculadas para os diferentes tipos de hemoglobina e os resultados foram apresentados com um intervalo de confiança de 95% com duas faces, utilizando o método da pontuação de Wilson com correção de continuidade.

4. Resultados

O rastreio neonatal da doença falciforme foi efectuado durante 7 meses (junho a dezembro de 2020). Como se tratava de uma fase de estudo e o rastreio neonatal da doença falciforme não é uma política de saúde na RDC, as amostras de sangue foram recolhidas de acordo com a disponibilidade de recursos e durante algumas horas por dia. Foram selecionados 600 participantes e 62 mães recusaram dar o seu consentimento para que os seus recém-nascidos fossem rastreados. Foram recolhidas e analisadas 538 amostras de sangue, das quais 286 (53,16%) eram rapazes e 252 (46,84%) eram raparigas. Todas as crianças eram de raça negra. A idade cronológica média no rastreio foi de 0,62 dias (0 a 6 dias). Nenhum dos recém-nascidos tinha sido transfundido antes do rastreio.

Quadro IX: Fenótipos de hemoglobina de 538 recém-nascidos

Fenótipos da hemoglobina Percentagem da força de trabalho (IC95%)

	(n=538)	
AA	369	68,59 (64,48 - 72,49)
AS	141	26,21 (22,54 - 30,14)
SS	27	5,01 (3,33 - 7,22)
AC	1	0,19 (0,00 - 1,03)

Os fenótipos foram os seguintes: 369 (68,59%; IC95%: 64,48% - 72,49%) recém-nascidos eram AA; 141 (26,21%; IC95%: 22,54% - 30,14%) recém-nascidos eram AS; 27 (5,01%; IC95%: 3,33% - 7,22%) recém-nascidos eram SS e 1 (0,19%; IC95%: 0,00% - 1,03%) recém-nascido era AC.

5. Discussão

Estes resultados, embora limitados à cidade, fornecem alguma informação sobre a prevalência da doença falciforme em recém-nascidos em Lubumbashi. Realizámos o rastreio em 9 maternidades de referência em Lubumbashi. Durante o período do estudo, 600 mães foram alertadas para a necessidade de rastrear a doença falciforme nos seus recém-nascidos, e 538 (89,7%) delas aceitaram. Consideramos que esta taxa de aceitação é bastante significativa e justificaria a implementação do rastreio neonatal sistemático da doença falciforme em todo o país. Este estudo mostra que 5,01% dos recém-nascidos eram SS (doença falciforme homozigótica), 26,21% eram AS (portadores do traço falciforme) e 0,19% eram AC (portadores do traço C). Estes resultados são surpreendentes, dada a alta prevalência de doença falciforme (5,01% SS Hb) encontrada na população neonatal em Lubumbashi. Este estudo surge logo após o estudo preliminar recentemente publicado por Shongo e Mukuku [8], no qual um rastreio neonatal para a doença falciforme efectuado em 173 recém-nascidos rastreados nas maternidades de 3 unidades de saúde na cidade de Lubumbashi, registou 12,14% de Hb AS e 3,47% de Hb SS. Tal como no presente estudo, estes autores não encontraram nenhum caso de heterozigotia SC composta na sua série, provavelmente devido à baixa prevalência de Hb C na população congolesa em geral [6].

Na RDC, dois outros estudos semelhantes já haviam sido realizados [6,14]. O primeiro, envolvendo 520 recém-nascidos em 5 unidades de saúde na cidade de Kisangani, constatou que 23,3% dos recém-nascidos eram portadores do traço falciforme e 0,96% de SS falciforme homozigótica [14]. O segundo, realizado numa série de 31204 recém-nascidos recrutados em toda a França, relatou que 16,9% dos recém-nascidos eram portadores do traço falciforme e 1,4% de células falciformes SS homozigotas [6]. Este último observou que não havia diferença estatisticamente significativa entre os diferentes grupos etnolinguísticos do país, mas que uma alta prevalência do gene beta S foi observada em tribos onde a prevalência de malária é alta [6]. Um estudo anterior, realizado na região dos Grandes Lagos (Burundi, Ruanda e a parte oriental da RDC) em 4 maternidades em uma série de 1825 recém-nascidos, encontrou 0,11% de síndrome falciforme maior e 3,28% de traço falciforme (SCD). A presença de Hb C foi observada em 4 recém-nascidos (ou seja, 0,22%) [15]. No Gabão, 143 crianças eram heterozigotas (15,10%) e 17 homozigotas (1,80%) numa série de 947 recém-nascidos recrutados em duas maternidades de Libreville [16]. Na Nigéria, na cidade de Benin, Odunvbun et al [17], numa série de 628 recém-nascidos recrutados, verificaram que 133 (20,6%) eram AS, 7 (1,1%) eram homozigóticos e os restantes eram heterozigóticos. eram AC, 18 (2,8%) eram SS e 1 (0,2%) era SC. Tendo em conta estes resultados, é preferível introduzir um rastreio sistemático de todos os recém-nascidos em vez de um rastreio direcionado (limitado ao rastreio de recém-nascidos de mães que conhecem os seus fenótipos de hemoglobina). Odunvbun et al [17] salientaram que a falta de conhecimento das mães sobre o seu próprio fenótipo pode ter levado ao elevado nível de casamentos entre os portadores do traço falciforme, resultando na elevada prevalência da doença falciforme na sua comunidade. O impacto da informação e da consciencialização sobre a anemia falciforme na população em geral, e particularmente nos jovens adolescentes e adultos, é muito significativo. A anemia falciforme continua a ser desconhecida e ignorada pela população congolesa em geral, sendo muitas vezes equiparada à feitiçaria. Este facto afasta os doentes dos hospitais, levando-os muitas vezes a recorrer a charlatães. Muitas pessoas desconhecem a doença, o que leva a que os doentes sejam estigmatizados, rejeitados e ridicularizados pelos seus pares e pelas pessoas que os rodeiam. Os doentes e as suas famílias são abandonados à sua sorte, vivendo em condições de grande sofrimento. sofrimento físico e psicológico insuportável e inaceitável. O fardo financeiro da anemia falciforme deixa as famílias sem fôlego e, muitas vezes, destroçadas. Os vários métodos de despistagem da anemia falciforme são quase inexistentes nos hospitais de Lubumbashi; apenas alguns centros de saúde ou laboratórios privados os oferecem.

6. Conclusão

A doença falciforme está generalizada entre os recém-nascidos em Lubumbashi. Este estudo determinou a prevalência da doença falciforme durante o rastreio de recém-nascidos em Lubumbashi. O aconselhamento pré-matrimonial é essencial para reduzir a prevalência desta hemoglobinopatia, que é muito elevada (5,01% de Hb SS). O rastreio sistemático de recém-nascidos em todas as maternidades do país ajudaria a avaliar a prevalência a nível nacional e a melhorar a qualidade de vida das crianças com doença falciforme.

Referências

1. Mukuku O, Sungu JK, Mutombo AM, Mawaw PM, Aloni MN, Wembonyama SO, Luboya ON. Níveis de albumina, cobre, manganês e cobalto em crianças que sofrem de anemia falciforme em Kasumbalesa, na República Democrática do Congo. BMC hematologia 2018; 18(1): 1-5.
2. Diallo D, Tchernia G. Sickle Cell Disease in Africa (Doença das células falciformes em África). Curre Opin Hematol. 2002, 9 (2): 111- 116.
3. Piel FB, Patil AP, Howes RE, Nyangiri OA, Gething PW, Dewi M, et al. Global epidemiology of sickle haemoglobin in neonates: a contemporary geostatistical model- based map and population estimates. Lancet 2013;381(9861):142-51.
4. Modell B, Darlison M. Global epidemiology of haemoglobin disorders and derived service indicators (Epidemiologia global dos distúrbios da hemoglobina e indicadores de serviços derivados). Boletim da OMS 2008;86(6):480-7.
5. Modell B, Darlison M, Birgens H, Cario H, Faustino P, Giordano PC, et al. Epidemiology of haemoglobin disorders in Europe: an overview. Scand J Clin Lab Invest 2007;67(1):39- 69.
6. Tshilolo L, Aissi LM, Lukusa D, Kinsiama C, Wembonyama S, Gulbis B, Vertongen F. Rastreio neonatal da anemia falciforme na República Democrática do Congo: experiência de um projeto pioneiro em 31 204 recém-nascidos. Transfus Med 2010; 20(1): 62-5.
7. Ohene-Frempong Kwaku & Oduro, Joseph & Tetteh, Hannah & Nkrumah, Fk. Screening Newborns for Sickle Cell Disease in Ghana (Rastreio de recém-nascidos para a doença falciforme no Gana). Pediatrics. 121. 10.1542/peds.2007- 2022UUU.
8. Rahimy MC, Gangbo A, Ahouignan G, Adjou R, Deguenon C, Goussanou S, Alihonou E: Effect of a comprehensive clinical care programme on disease course in severe ill children with sickle cell anemia in a sub-Saharan Africa setting. Blood. 2003, 102 : 834-838.
9. Serjeant GR: Mortalidade da doença falciforme em África. British Medical Journal. 2005, 330: 342-433.
10. Akinjanju OO: Doenças das células falciformes. The Nigeria Family Practice. 1994, 3:

24-30.

11. Cvalli-Sforza LL, Menozzi P, Piazza A. The history and geography of human genes. Princeton, Nova Jersey, EUA. 1994, Princeton University Press, 1088.

12. Shongo MYP, Mukuku O. (2018). Triagem neonatal para doença falciforme em Lubumbashi, RDC. Revue de l'Infirmier Congolais. 2018 ; 2 : 62-63.

13. Lwanga SK, Lemeshow S. Sample size determination in health studies: a practical manual. Genebra; OMS. 1991. https://apps.who.int/iris/handle/10665/40062 Acedido em 20 de maio de 2020.

14. Agasa B, Bosunga K, Opara A, Tshilumba K, Dupont E, Vertongen F, Cotton F, Gulbis B. Prevalence of sickle cell disease in a northeastern region of the Democratic Republic of Congo: what impact on transfusion policy? J Med Screen. 2007; 14(3): 113-6.

15. Mutesa L, Boemer F, Ngendahayo L, Rulisa S, Rusingiza EK, Cwinya-Ay N, Mazina D, Kariyo PC, Bours V, Schoos R. Rastreio neonatal da doença falciforme na África Central: um estudo de 1825 recém-nascidos com um novo teste de imunoabsorção enzimática. Public Health. 2008; 122(9): 933-41.

16. Vierin Nzame Y, Boussougou Bu Badinga I, Koko J, Blot Ph, Moussavou A. Rastreio da doença falciforme neonatal no Gabão. Médecine d'Afrique Noire 2012; 59 (2): 95-99.

17. Odunvbun ME, Okolo AA, Rahimy CM. Rastreio neonatal da doença falciforme num hospital nigeriano. Saúde Pública 2008; 122 (10): 1111-1116.

18. Al Arrayed S. Campanha de controlo das doenças genéticas do sangue em Barhain. Community Genet 2005; 8(1): 52-55.

Objetivo 4: Avaliar os conhecimentos dos profissionais de saúde sobre a doença falciforme e o rastreio neonatal em Lubumbashi, República Democrática do Congo.
Autores: *Tina Katamea, Olivier Mukuku, Patient Dinanga Nzala, Bénédicte Malonda Nsasi, Emery Kanyinda Ibeki, Alex B. Katende, André K. Mutombo, Charles Wembonyama Mpoy, Oscar Numbi Luboya, Stanis Okitotsho Wembonyama*
Revista: *Jornal Hematologia e Investigação Clínica*

Artigo original : *2021 ;5 : 015-020. 2021;1(2):1-7.*

1. Resumo

Introdução: A doença falciforme é uma hemoglobinopatia autossómica recessiva. Apesar da sua elevada prevalência, existem ainda lacunas no conhecimento dos profissionais de saúde sobre esta doença. O objetivo deste estudo foi avaliar o conhecimento dos profissionais de saúde sobre a doença falciforme e o seu rastreio neonatal.

Métodos: Trata-se de um estudo descritivo e transversal que envolveu 465 profissionais de saúde (médicos e enfermeiros) que responderam a dois questionários fechados e auto-administrados em dezembro de 2020. O desempenho foi testado em termos de pontuação média e proporções de respostas corretas para cada tópico do questionário.

Resultados: Globalmente, o estudo registou 7,96% de bons conhecimentos sobre a doença falciforme e 23,66% de bons ou excelentes conhecimentos sobre o rastreio neonatal da doença falciforme. Verificou-se uma associação estatística entre o melhor desempenho e o título médico: os médicos tinham melhores conhecimentos do que os enfermeiros.

Conclusões: Este estudo mostra lacunas no conhecimento dos profissionais de saúde. Estes resultados sugerem que há espaço para a formação em anemia falciforme como um todo, a fim de garantir uma força de trabalho de saúde competente num ambiente altamente afetado por esta doença.

Palavra-chave : Doença falciforme; Conhecimentos; Profissionais de saúde; Rastreio neonatal; Lubumbashi.

2. Introdução

A doença falciforme é uma doença hereditária dos glóbulos vermelhos caracterizada pela presença de hemoglobina S anormal, quer na forma homozigótica (Hb SS) quer em associação com outras hemoglobinas anormais, como a Hb SC e a Hb Sβ-Thal [1]. A doença caracteriza-se por hemólise crónica, inflamação crónica, imunodeficiência, um fenótipo clínico heterogéneo e envolvimento visceral. O mecanismo patogénico da doença falciforme deve-se principalmente à inflamação crónica associada ao stress oxidativo [2]. Nesta doença, os glóbulos vermelhos têm tendência para se deformarem em forma de meia-lua (forma de foice) em determinadas condições, e as manifestações clínicas incluem anemia crónica, crises vaso-oclusivas dolorosas, síndrome torácica aguda, lesões ósseas e osteoarticulares, acidente vascular cerebral, priapismo, lesões hepato-biliares, cardíacas e renais, e mesmo mortalidade precoce [1,3,4].

A RDC é um dos três países mais afectados pela doença falciforme no mundo (a seguir à Nigéria e à Índia) [5]; em algumas regiões, a doença falciforme afecta mais de 2% dos recém-nascidos [6-9]. A Organização Mundial de Saúde (OMS) estima que 70% das mortes por doença falciforme em África são evitáveis através de intervenções simples e rentáveis, tais como a identificação precoce dos indivíduos afectados através do rastreio neonatal e a subsequente prestação de cuidados abrangentes [10,11]. O rastreio neonatal da doença falciforme (NSCD) foi recomendado por uma conferência de consenso sobre hemoglobinopatias nos EUA em 1987 [12]. Na RDC, as DNT ainda não foram implementadas como parte de estratégias nacionais sistemáticas ou sustentáveis [13,14].

O objetivo da DND é duplo: (i) identificar e educar as famílias com doença falciforme, traço falciforme e outras variantes da hemoglobina; e (ii) fornecer intervenções adequadas para reduzir a mortalidade [15]. O conhecimento da doença falciforme é uma forma de prevenir e controlar este flagelo, uma vez que os profissionais de saúde estarão mais bem equipados para tomar decisões informadas sobre as intervenções para controlar a doença [16]. Embora a OMS recomende a educação da população como forma de reduzir a mortalidade por doença falciforme [17], e apesar do grande número de pessoas com doença falciforme, o nível de conhecimento sobre a doença falciforme ainda é baixo. Na RDC, vários estudos relataram um baixo conhecimento sobre a doença falciforme entre os estudantes e a população em geral [18-20].

Como destinatário dos resultados do rastreio, o prestador de cuidados de saúde é o principal interveniente no diagnóstico da doença falciforme. É o prestador de cuidados de saúde que é o primeiro a receber um pedido de informação e que deve decidir se deve ou não efetuar o rastreio adequado, de acordo com o doente. Os profissionais de saúde podem contribuir eficazmente para sensibilizar, informar e motivar o público sobre o rastreio neonatal da doença falciforme. [15,21,22]

Aumentar a educação dos prestadores de cuidados de saúde para adquirirem conhecimentos básicos é um grande desafio em relação a esta doença, a fim de ajudar ativamente as pessoas afectadas a evitar complicações e a melhorar a sua qualidade de vida [16].

Os conhecimentos dos profissionais de saúde sobre a doença falciforme [18-20] e o seu rastreio neonatal [15,21,22] têm sido estudados noutros locais, mas esta área específica ainda não foi objeto de investigação no nosso meio. O objetivo deste estudo foi avaliar os conhecimentos básicos dos profissionais de saúde sobre a doença falciforme e o seu rastreio neonatal na cidade de Lubumbashi, com vista a desenvolver programas de atualização e formação contínua.

3. Materiais e métodos

3.1. Âmbito e tipo de estudo

Este inquérito transversal descritivo foi realizado em Lubumbashi, uma cidade no sul da província de Haut-Katanga, na República Democrática do Congo. Lubumbashi é a capital da província, com uma população estimada em 2.478.262 milhões de habitantes. A cidade é um ponto focal em termos de serviços de saúde para toda a província e províncias vizinhas. Os médicos e enfermeiros de várias unidades de saúde da cidade constituíram a população do estudo. Os critérios de exclusão consistiram na ausência de um profissional de saúde na população do estudo. saúde, no dia da recolha de dados, recusa em participar no estudo e apresentação de pelo menos um questionário incompleto. O estudo decorreu em centros de saúde (CS), hospitais, clínicas privadas (CP) e nas Clínicas Universitárias de Lubumbashi (CUL). Utilizámos uma amostragem em várias fases. Na primeira fase, no que diz respeito aos estabelecimentos públicos, procedemos a uma amostragem exaustiva de todos os hospitais e clínicas universitárias de Lubumbashi; em seguida, procedemos a uma seleção aleatória dos diferentes estabelecimentos de saúde públicos (25) e privados (30) (CS e CP). Na segunda fase, por escolha fundamentada, selecionámos 5 estabelecimentos de saúde por categoria (CS, hospitais, CP) com um mínimo de 50 partos por mês, ou seja, 16 estabelecimentos de saúde. Os dados foram recolhidos de 1 a 31 de dezembro de 2020.

Os entrevistadores recrutados receberam formação, que abrangeu o contexto do inquérito atual, a interpretação pormenorizada dos instrumentos do inquérito e um teste de inquérito simulado. Finalmente, foi recrutado um total de 10 entrevistadores. Os entrevistadores explicaram o objetivo e o procedimento do estudo e obtiveram o consentimento informado de cada inquirido antes de lhes pedir que preenchessem os questionários. Em média, o inquérito durava entre 10 e 15 minutos.

Foi efectuado um estudo piloto com 16 profissionais de saúde de 2 unidades de saúde (CUL e HPGR Jason Sendwe). Foi pedido aos participantes que preenchessem os questionários e dessem feedback sobre a relevância, clareza e dificuldade dos itens do questionário. Os participantes não manifestaram dificuldades com os questionários, o que levou à sua adoção para o inquérito propriamente dito.

3.2. Instrumentos de recolha de dados e controlo de qualidade

Para a coleta de dados sobre o conhecimento da doença falciforme, adaptamos e utilizamos o instrumento "DFConhecimento" desenvolvido e validado por Diniz et al [16], que contém uma série de 13 questões principais relacionadas à fisiopatologia, aspectos clínicos e terapêuticos dos pacientes com doença falciforme.

O questionário era fechado e auto-administrado, com 4 a 6 afirmações para cada pergunta, das quais apenas uma era considerada correta. Foi dada aos inquiridos a opção de selecionar "Não sabe" para desencorajar a adivinhação. Para calcular a pontuação total do inquirido, foi atribuído 1 ponto por cada item respondido corretamente e 0 pontos por uma resposta incorrecta. As pontuações variavam de 0 a 13. Para calcular a pontuação final do instrumento, utilizámos a soma das respostas corretas, tendo em conta os seguintes intervalos de pontos de conhecimento: 12-13 correspondendo a uma exatidão superior a 90% (conhecimento excelente); 8-11 correspondendo a uma exatidão de 60% a 89% (conhecimento bom); e ≤ 7 correspondendo a uma exatidão inferior a 59% (conhecimento fraco) [16].

Em relação à triagem neonatal, um questionário de 4 itens desenvolvido por Walter et al [21] foi adaptado em nosso estudo para medir o conhecimento dos profissionais de saúde sobre a triagem neonatal para a doença falciforme. O questionário era fechado e auto-administrado com 2 afirmações para cada pergunta, das quais apenas uma era considerada correta. As questões de conhecimento incluíam os seguintes itens: 1) Como é herdada a doença falciforme? (Resposta correta: autossómica recessiva); 2) O traço falciforme é detectado através do rastreio neonatal? (Resposta correta: sim); 3) Verdadeiro ou falso?4) Verdadeiro ou falso: a anemia falciforme pode ser diagnosticada através de um hemograma completo ou de um índice de glóbulos vermelhos (Resposta correta: falso). A cada pergunta de conhecimento (quatro no total) foi atribuído um valor de "1" para uma resposta correta e de "0" para uma resposta incorrecta. Os participantes com pontuações de 0 a 2 foram agrupados numa categoria de pontuação total de conhecimento "fraco". Os que obtiveram uma pontuação de 3 foram agrupados numa categoria de "bons" conhecimentos. Os que obtiveram uma pontuação de 4 foram agrupados numa categoria de conhecimento "perfeito".

3.3. Amostragem e recolha de dados

Este estudo consistiu em entrevistar os profissionais de saúde (médicos e enfermeiros) que trabalham em pediatria em vários CS (Light, Yahweh Rafa, CPP, Shaloom, Saint Clément), HGR (Kampemba, Katuba, Kenya, Kisanga, Sendwe), CUL e CP (Saint François, Holiness, Baume de Galade, Hope, Mane cachée) da cidade de Lubumbashi, selecionados por sorteio aleatório. Em cada estabelecimento de saúde inquirido, os profissionais de saúde presentes durante o período do inquérito foram contactados e convidados a participar no inquérito (204 médicos e 261 enfermeiros). A fórmula de Cochran para estudos descritivos foi utilizada para calcular a dimensão da amostra (n = z pq/d)[22][23] , com um desvio-padrão normal com um intervalo de confiança de 95% (1,96), uma prevalência estimada de conhecimentos dos profissionais de saúde sobre a doença falciforme de 34% [21] e um erro de precisão de 5% (0,05). O tamanho mínimo da amostra calculado foi de 345 participantes. Tendo em conta uma taxa de não resposta de 20%, foi calculada uma dimensão de amostra de 414. No total, foram distribuídos 500 questionários e 487 foram devolvidos no local. Dos questionários devolvidos, 465 não continham itens em falta e foram incluídos para análise posterior (Figura 11). Isto representou uma taxa de participação efectiva de 93%.

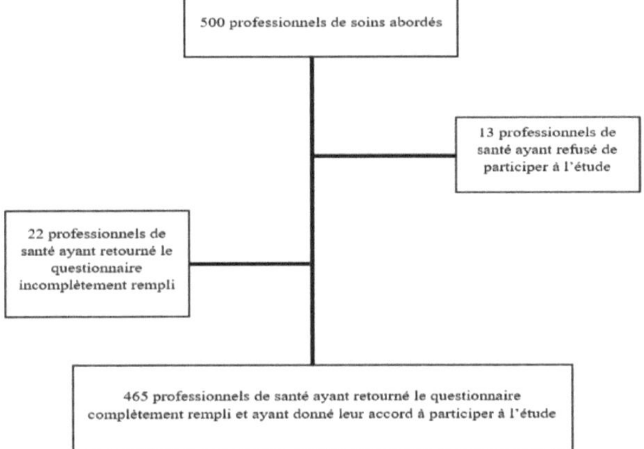

Figura 11. Recrutamento de participantes

3.4. Análise de dados

Para a caraterização dos participantes foram utilizadas as seguintes variáveis: idade, sexo, tipo de unidade de saúde onde trabalhavam, anos de prática clínica e formação complementar relacionada com a doença falciforme. Os dados recolhidos foram introduzidos no Excel 2019 e verificados quanto a inconsistências e erros. As análises foram realizadas com o software STATA (versão 15). A análise dos dados incluiu cálculos estatísticos descritivos, frequências e cálculos de qui-quadrado de Pearson e exato de Fisher para determinar a significância. As proporções foram calculadas para as variáveis categóricas e os resultados foram apresentados como percentagens com um intervalo de confiança de 95% utilizando os limites do score de Wilson. As variáveis demográficas e profissionais (idade, sexo, habilitações médicas, tipo de formação na área da saúde, experiência profissional, frequência ou não de uma sessão de formação contínua sobre a doença falciforme nos últimos dois anos) foram analisadas para determinar se os participantes apresentavam pontuações de conhecimentos significativamente diferentes. Um valor de $p < 0,05$ foi considerado estatisticamente significativo.

4. Resultados

Tabela X. Caraterísticas demográficas e profissionais dos inquiridos

Variável	Percentagem de efectivos	
	(n=465)	
Idade (anos) 20-29	151	32,47
30-39	208	44,73
≥40	106	22,80
Média ± DP	34,16 ± 8,18	
Género Feminino	233	50,11
Masculino	232	49,89
Título médico Médico	204	43,87
Enfermeira	261	56,13
Tipo de estabelecimento de saúde CS	81	17,42
HGR	163	35,05
Clínica privada	156	33,55
Clínicas universitárias	65	13,98
Experiência clínica (anos) ≤5	245	52,69
6-10	122	26,24

>10	98	21,07
Média ± DP	7,57 ± 7,26	
Formação sobre a doença falciforme nos últimos 2 anos Não	349	75,05
Sim	116	24,95

HGR: Hôpital Général de Référence; **CS:** Centre de Santé; **SD:** desvio padrão ;

N: número; **%:** percentagem.

Um total de 465 prestadores de cuidados de saúde completou o inquérito, dos quais 204 (43,87%) eram médicos e 261 (56,13%) enfermeiros. A idade média dos inquiridos era de 34,16 ± 8,18 anos e 50,11% eram do sexo feminino (um rácio de sexo de 1). Um terço (33,55%) dos inquiridos trabalhavam em clínicas privadas. Os inquiridos tinham uma média de anos de experiência clínica de 7,57 ± 7,26 anos, e apenas cerca de 25% tinham participado numa sessão de formação sobre a doença falciforme nos dois anos anteriores ao inquérito.

Tabela XI. Percentagens de inquiridos com respostas corretas às questões sobre os vários temas relacionados com a doença falciforme

Tópicos das perguntas feitas	Força de trabalho (n=465)	% (IC95%)
Definição de rastreio neonatal	273	58,7 (54,2 - 63,1)
Definição de doença falciforme	363	78,1 (74,1 - 81,6)
Fenotipagem de células falciformes	411	88,4 (85,2 - 91,0)
Traço falciforme	74	15,9 (12,9 - 19,5)
Manifestações clínicas da doença falciforme	54	11,6 (9,0 - 14,8)
Crises vaso-oclusivas	214	46,0 (41,5 - 50,6)
Factores que promovem a doença falciforme nos glóbulos vermelhos	160	34,4 (30,2 - 38,8)
Sinais de aviso	72	15,5 (12,5 - 19,1)
Medicamentos utilizados na prevenção e/ou tratamento da doença falciforme	86	18,5 (15,2 - 22,3)
Utilização de antibióticos	57	12,3 (9,6 - 15,6)
Saúde dos adolescentes com doença falciforme	143	30,8 (26,7 - 35,1)
Gravidez e contraceção	97	20,9 (17,4 - 24,8)
Cuidados para prevenir úlceras nas pernas	143	30,8 (26,7 - 35,1)

A pontuação média obtida pelos inquiridos foi de 4,6±1,9 num total de 13 pontos. As proporções de profissionais que deram respostas corretas atingiram mais de 58% para três temas (rastreio neonatal, definição e fenotipagem da doença falciforme). Para os outros temas, as taxas de respostas corretas variaram entre 11,6% e 46,0%.

Tabela XII. Percentagens de inquiridos com respostas corretas às questões de conhecimento

Question (bonne réponse)	Type de FOSA		Total (N=465)	p-value
	Publique (n=309)	Privée (n=156)		
Quel est le mode d'hérédité (mode de transmission) de la drépanocytose ? (Autosomique récessive)	75 (24,27%)	21 (13,46%)	96 (20,65%)	0,009
Le trait drépanocytaire est-il détecté par le dépistage néonatal ? (Oui)	188 (60,84%)	96 (61,54%)	284 (61,08%)	0,964
La drépanocytose survient uniquement chez les personnes d'origine afro-américaine. (Faux)	229 (74,11%)	101 (64,74%)	330 (70,97%)	0,035
La drépanocytose peut être diagnostiquée en demandant une formule sanguine complète ou un comptage des globules rouges. (Faux)	105 (33,98%)	61 (39,10%)	166 (35,70%)	0,324

Foram calculadas as percentagens de respostas corretas às questões de conhecimento. Observámos proporções estatisticamente mais elevadas de prestadores de serviços de saúde públicos do que de prestadores de serviços de saúde privados no que respeita ao modo de hereditariedade da doença falciforme (24,27% versus 13,46%; p=0,009) e se a doença falciforme ocorre apenas em pessoas de origem afro-americana (74,11% versus 64,74%; p=0,035). Quanto à questão sobre se o rastreio neonatal detecta o traço falciforme, verificamos que 61% dos inquiridos responderam corretamente, independentemente do tipo de unidade de saúde (p=0,964).

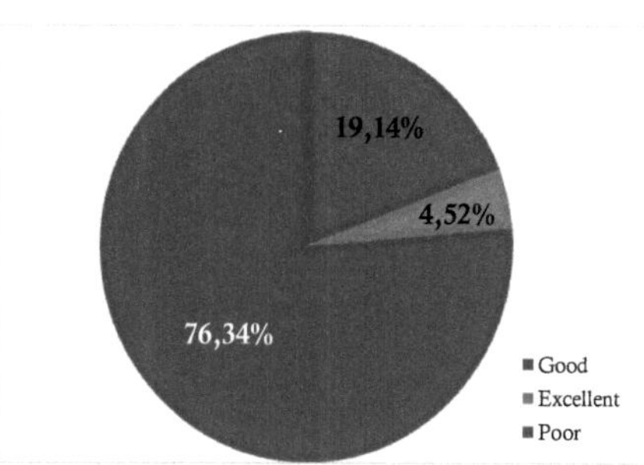

Figura 12. Pontuação total de conhecimentos dos inquiridos sobre DND

Foram calculadas as pontuações totais de conhecimentos. Globalmente, 23,66% dos participantes obtiveram pontuações de conhecimento boas ou perfeitas.

Tabela XIII. Caraterísticas demográficas e profissionais dos entrevistados em relação ao seu nível de conhecimento sobre a doença falciforme.

Variable	Total (N=465)	Bonne connaissance (n=37)		Connaissance insuffisante (n=428)		p-value
Âge (années)						
20-29	151	7	(4,64%)	144	(95,36%)	0,478
30-39	208	22	(10,58%)	186	(89,42%)	0,509
≥40	106	8	(7,55%)	98	(92,45%)	
Sexe						
Féminin	233	15	(6,4%)	218	(93,56%)	0,297
Masculin	232	22	(9,48%)	210	(90,52%)	
Titre médical						
Médecin	204	30	(14,71%)	174	(85,29%)	<0,0001
Infirmier	261	7	(2,68%)	254	(97,32%)	
Type de formation sanitaire						
Publique	309	27	(8,74%)	282	(91,26%)	0,487
Privée	156	10	(6,41%)	146	(93,59%)	
Expérience clinique (années)						
≤5	245	22	(8,98%)	223	(91,02%)	0,491
>5	220	15	(6,12%)	205	(93,18%)	
Formation sur la drépanocytose au cours de 2 dernières années						
Oui	116	11	(9,48%)	105	(90,52%)	0,615
Non	349	26	(7,45%)	323	(92,55%)	

Dos 465 inquiridos, apenas 37 (7,96%) tinham bons conhecimentos (pontuação de conhecimentos ≥8) e outros 428 (92,04%) tinham conhecimentos insuficientes. Cerca de 15% dos médicos e quase 3% dos enfermeiros tinham bom conhecimento sobre a doença falciforme. A associação entre o título médico e o conhecimento sobre a doença falciforme foi estatisticamente significativa (p<0,0001), indicando que os médicos estavam significativamente mais bem informados do que os enfermeiros. Além disso, nem a idade, o sexo, o tipo de unidade de saúde, o número de anos de experiência clínica, nem o facto de ter frequentado uma sessão de formação sobre a doença falciforme tiveram qualquer influência no nível de conhecimento dos inquiridos (p>0,05).

Tabela XIV. Caraterísticas demográficas e profissionais dos inquiridos em relação ao seu nível de conhecimento sobre NHW

Variable	Total N=465	Niveau de connaissance				p-value
		Bon/Excellent (n=110)		Mauvais (n=355)		
Age						
20-29 ans	151	30	(19,87%)	121	(80,13%)	0,278
30-39 ans	208	52	(25,00%)	156	(75,00%)	0,892
$\geq$40 ans	106	28	(26,42%)	78	(73,58%)	
Sexe						
Masculin	232	67	(28,88%)	165	(71,12%)	0,008
Féminin	233	43	(18,45%)	190	(81,55%)	
Titre médical						
Médecin	204	65	(31,86%)	139	(68,14%)	0,0003
Infirmier	261	45	(17,24%)	216	(82,76%)	
Expérience clinique						
$\leq$5 ans	245	53	(21,63%)	192	(78,37%)	0,303
6-10 ans	122	30	(24,59%)	92	(75,41%)	0,731
>10 ans	98	27	(27,55%)	71	(72,45%)	
Séance de formation sur la drépanocytose au cours de 2 dernières années						
Oui	349	84	(24,07%)	265	(75,93%)	0,812
Non	116	26	(22,41%)	90	(77,59%)	
Type de formation sanitaire						
Centre de santé	81	19	(23,46%)	62	(76,54%)	0,228
HGR	163	37	(22,70%)	126	(77,30%)	0,117
Clinique privée	156	32	(20,51%)	124	(79,49%)	0,053
Cliniques Universitaires	65	22	(33,85%)	43	(66,15%)	

As pontuações totais de conhecimento bom ou excelente não foram significativamente relacionadas com as seguintes variáveis: idade, tipo de instalação, sessão de treinamento em células falciformes e experiência clínica. No entanto, os participantes do sexo masculino tinham uma probabilidade significativamente maior de obter escores de conhecimento bons ou excelentes do que os participantes do sexo feminino (p=0,008). Em relação ao título médico dos participantes, a proporção de escores de conhecimento bom ou excelente entre os médicos foi estatisticamente maior do que entre os enfermeiros (p=0,0003).

5. Discussão

Este estudo avaliou os conhecimentos dos profissionais de saúde sobre a doença falciforme e o seu rastreio neonatal. Reconhece-se que o nível de conhecimento se reflecte indiretamente na qualidade dos cuidados de saúde prestados aos doentes pelos prestadores de cuidados de saúde [24]. Os resultados deste estudo forneceram uma base para desenvolver sessões de formação sobre a doença falciforme e o rastreio neonatal para os prestadores de cuidados de saúde em Lubumbashi. Dado que a RDC é o segundo país africano mais afetado pela doença (a seguir à Nigéria), com uma prevalência estimada de 2% [6,7], mas que varia entre 3,47 e 7,1% entre os recém-nascidos em Lubumbashi [8,9], seria de esperar que um grande número de prestadores de cuidados de saúde tivesse bons ou excelentes conhecimentos sobre a doença e o seu rastreio neonatal. Em geral, o estudo relatou 7,96% de bons conhecimentos sobre a doença falciforme e 23,66% de bons ou excelentes conhecimentos sobre a triagem neonatal. Mc Walter et al, em 2011, nos Estados Unidos da América (EUA), encontraram 89,4% de conhecimento bom ou perfeito [21]. Em relação às 13 questões sobre anemia falciforme, apenas em três áreas (triagem neonatal, definição e genotipagem da anemia falciforme) a proporção de profissionais que responderam corretamente foi superior a 58%. Nas restantes, as taxas de respostas corretas variaram entre 11,6% e 46,0%. Quase dois terços (64,3%) dos participantes afirmaram que a anemia falciforme pode ser diagnosticada pelo hemograma ou pela contagem de hemácias. No entanto, no que diz respeito ao tipo de unidade de saúde, em comparação com os prestadores de cuidados de saúde das unidades de saúde públicas, as unidades de saúde públicas tinham uma probabilidade significativamente maior de saber que a doença falciforme não afecta apenas indivíduos afro-americanos (p=0,035). Estes resultados sugerem que alguns tópicos não são abordados ou comunicados com sucesso nas sessões de formação e que a formação em células falciformes tem de ser feita regularmente para atualizar os prestadores de cuidados de saúde no nosso meio, depois de identificar métodos eficazes e conteúdos específicos para estas sessões. McWalter et al [21] sugeriram que o tratamento de pacientes com anemia pode contribuir mais para o conhecimento da doença falciforme do que simplesmente participar de sessões de educação. A baixa percentagem de respostas corretas dadas pelos médicos e enfermeiros à maioria das questões colocadas mostra que estes profissionais não têm conhecimentos suficientes para ajudar as pessoas com anemia falciforme, o que indiretamente leva a um mau resultado em termos da assistência que podem prestar. A partir desta constatação, é necessário que estes profissionais sejam incluídos no processo regular de aprendizagem sobre a anemia falciforme. Os médicos e enfermeiros têm um grande potencial em termos de promoção da saúde e de acções preventivas [26]. É importante notar que os médicos foram significativamente mais propensos do que os enfermeiros a responder corretamente a várias questões de conhecimento. No entanto, verificámos que 14,71% dos médicos tinham significativamente mais conhecimentos do que os enfermeiros (2,68%) sobre a doença falciforme e 31,86% dos médicos em comparação com 17,24% dos enfermeiros sobre o rastreio neonatal. Resultados semelhantes foram registados por Barroso et al [25]. Os enfermeiros são, na maior parte das vezes, os primeiros a entrar em contacto com o doente, recolhendo os sinais vitais e apoiando o diagnóstico médico; trabalham sempre com vista a manter uma equipa interdisciplinar [25]. O estudo apontou que 75% dos profissionais afirmaram não ter participado de nenhum treinamento sobre a doença falciforme. Este resultado é semelhante ao encontrado por Barroso et al [25], que observaram que um grande número de profissionais não recebeu treinamento sobre o assunto (94,2%). Quando se comparou o nível de conhecimento sobre a anemia falciforme com o número de anos de experiência clínica, verificou-se que não houve associação estatisticamente significativa. Este achado demonstra que há uma necessidade urgente e emergente de atualização e capacitação dos profissionais em todos os aspectos da anemia falciforme, com enfoque nas atribuições de cada profissional, visando o diagnóstico precoce e a orientação dos cuidados para a melhoria da qualidade de vida dos pacientes com anemia falciforme. Os resultados deste estudo de avaliação do conhecimento podem ser usados para identificar áreas onde os programas de treinamento precisam ser intensificados [27]. A educação baseada na aprendizagem contínua é condição necessária para o desenvolvimento do sujeito em termos de melhoria da assistência. A busca pela continuidade na formação dos profissionais de saúde, através de cursos de pós-graduação e também de formação livre, não deve ser apenas uma iniciativa da instituição a que estão vinculados, mas acima de tudo um compromisso com cada indivíduo visando a transformação pessoal, profissional e social [25].

Este estudo mostrou que médicos e enfermeiros em nosso meio carecem de informações suficientes no campo da doença falciforme. Estudos brasileiros têm demonstrado que intervenções educativas têm sido eficazes para aumentar o conhecimento dos profissionais de saúde [24,26]. É responsabilidade das autoridades de saúde garantir o treinamento, a qualificação e a educação continuada desses profissionais durante o seu serviço [28]. A fim de produzir resultados satisfatórios e eficazes para atender às necessidades geradas pela natureza dinâmica dos problemas. Uma das limitações deste estudo, baseado em questionários fechados e auto-administrados, foi o facto de os participantes poderem responder ao longo do tempo, de modo a não sentirem que estavam a ser observados por um supervisor. Consequentemente, não podíamos ter a certeza da veracidade das respostas dadas pelos participantes na altura, mas, por respeito à ética, confiámos nos resultados, uma vez que tinham expressado a sua vontade de participar livremente no estudo. Outro viés de seleção neste estudo é que, ao excluir as unidades de saúde que não tinham um mínimo de 50 partos por mês, alguns prestadores de cuidados foram excluídos do estudo.

6.Conclusão

Este estudo mostra que existem lacunas de conhecimento sobre a doença falciforme e o seu rastreio neonatal entre os prestadores de cuidados de saúde em Lubumbashi. Estes resultados sugerem oportunidades de formação adicional sobre a doença falciforme em geral para garantir uma força de trabalho de cuidados de saúde competente num ambiente altamente afetado pela doença falciforme.

Referências

1. Makani J, Ofori-Acquah SF, Nnodu O, Wonkam A, Ohene-Frempong K. Doença falciforme: novas oportunidades e desafios em África. Jornal Científico Mundial 2013; 2013: Artigo ID 193252.

2. Mukuku O, Sungu JK, Mutombo AM, Mawaw MP, Aloni NM, Wemonyama OS e Luboya NO. Níveis de albumina, cobre, manganês e cobalto em crianças que sofrem de anemia falciforme em Kasumbalesa, na República Democrática do Congo. BMC Hematol 2018; 18: 23.

3. Bello-Manga H, DeBaun MR, Kassim AA. Epidemiologia e tratamento da anemia relativa em crianças com doença falciforme na África Subsariana. Revisão especializada de hematologia 2016; 9(11): 1031-1042.

4. Connes P. Fisiopatologia da doença falciforme. In: de Montalembert, Allali S, Brousse V, Marchetti MT. Doença falciforme em crianças e adolescentes. Paris: Elsevier Masson; 2020.

5. Piel FB, Patil AP, Howes RE, Nyangiri OA, Gething PW et al. Global epidemiology of sickle haemoglobin in neonates: a contemporary geostatistical model-based map and population estimates. Lancet. 2013.

6. Tshilolo L, Aissi LM, Lukusa D, Kinsiama C, Wembonyama S, Gulbis B, Vertongen F. Neonatal screening for sickle cell anemia in the Democratic Republic of the Congo: experience from a pioneer project on 31204 newborns. J Clin Pathol. 2009;62(1):35-8.

7. Agasa B, Bosunga K, Opara A, Tshilumba K, Dupont E, Vertongen F, Cotton F, Gulbis B. Prevalência da doença falciforme no nordeste da República Democrática do Congo: Que impacto na política de transfusão? Transfus Med. 2010 ;20(1) :62-5.

8. Shongo MYP, Mukuku O. Neonatal screening for sickle cell disease in Lubumbashi (Rastreio neonatal da doença falciforme em Lubumbashi),

República Democrática do Congo. Revue de l'Infirmier Congolais 2018; 2(1): 62-63.

9. Katamea T, Mukuku O, Wembonyama SO. Triagem neonatal para doença falciforme na cidade de Lubumbashi, República Democrática do Congo: um estudo preliminar sobre uma atualização da prevalência da doença. British Journal of Hematology 2021; 193(S1): 31.

10. Makani J, Cox SE, Soka D, Komba AN, Oruo J, Mwamtemi H, et al. Mortalidade na Anemia Falciforme em África: Um estudo de coorte prospetivo na Tanzânia. PLoS ONE 2011; 6(2): e14699.

11. Grosse SD, Odame I, Atrash HK, Amendah DD, Piel FB, Williams TN. Doença falciforme em África: uma causa negligenciada de mortalidade infantil precoce. Jornal americano de medicina preventiva 2011; 41(6): S398-S405.

12. Conferência de consenso. Rastreio neonatal da doença falciforme e de outras hemoglobinopatias. JAMA. 1987;258(9):1205-1209.

13. Ware RE, de Montalembert M, Tshilolo L, Abboud MR. Doença das células falciformes. Lancet 2017; 390 (10091): 311-323.

14. Mariane DM, Tshilolo L, Allali S. Doença falciforme: um programa abrangente de cuidados desde o nascimento. Hematologia 2019; (1): 490-495.

15. Oyeku SO, Feldman HA, Ryan K, Muret-Wagstaff S, Neufeld EJ. Conhecimento e confiança dos médicos de cuidados primários sobre o rastreio de recém-nascidos para a doença falciforme: avaliação aleatória de estratégias educativas. Journal of the National Medical Association 2010 ; 102(8) : 676-683.

16. Diniz KKS, Pagano AS, Fernandes APPC, Reis IA, Pinheiro LG, Torres HDC. Desenvolvimento e validação de um instrumento para avaliar o conhecimento de profissionais de saúde brasileiros sobre a doença falciforme. Hematologia, transfusão e terapia celular 2019; 41 : 145-152.

17. Kambale-Kombi, P, Marini Djang'eing'a R, Alworong'a OparaJP, Tonen-Wolyec S, Kayembe Tshilumba C, Batina-Agasa S. Conhecimento dos alunos sobre a doença falciforme em Kisangani, República Democrática do Congo. Hematologia2020; 25(1): 91-94.

18. Mukinayi BM, Kalenda DK, Mbelu S, Gulbis B. Conhecimento e comportamento de 50 famílias congolesas afectadas pela doença falciforme: um inquérito local. O Pan Africano. Medical Journal 2018; 29: 24.

19. Batina SA, Kambale PK, Sabiti MP, et al. Barreiras aos cuidados de saúde para pacientes

com doença falciforme na República Democrática do Congo. Afr J Health Issues.2017;1:2.
20. Oyeku SO, Feldman HA, Ryan K, Muret-Wagstaff S, Neufeld EJ. Conhecimento e confiança dos médicos de cuidados primários sobre o rastreio de recém-nascidos para a doença falciforme: avaliação aleatória de estratégias educativas. Journal of the National Medical Association 2010 ; 102(8) : 676-683.
21. McWalter KM, White EM, Hayes DK, Au SM. Conhecimento dos médicos sobre o rastreio de hemoglobinopatias em recém-nascidos. Revista Americana de Medicina Preventiva 2011; 41(6): S384- S389.

22. Kemper AR, Uren RL, Moseley KL, Clark SJ. Primary care physicians' attitudes regarding follow-up care for children with positive newborn screening results. Pediatrics. 2006 ;118(5) :1836-1841.

23. Ministério da Saúde Pública da RDC. Relatório de contas da saúde 2014. Kinshasa: PNCNS; outubro de 2016.

24. Gomes LMX, Vieira MM, Reis TC, de Andrade-Brabosa TL, Caldeira AP. Compreensão dos profissionais de nível técnico de educação sobre a doença falciforme: um estudo descritivo. Revista Brasileira de Enfermagem Online 2013; 12(3): 482-490.
25. Barroso LMFM, Araújo TME, Alves BE, de Carvalho MDC. Conhecimento profissional da estratégia saúde da família sobre a doença falciforme. Revista de Pesquisa Cuidado é Fundamental Online 2013; 5(6): 9-19.
26. Gomes LMX, Vieira MM, Reis TC, Andrade-Barbosa TL, Caldeira AP. Conhecimento dos profissionais do programa saúde da família no Brasil sobre a doença falciforme: um estudo descritivo e transversal. BMC Fam Pract. 2011; 12 (89):1-7.
27. Jenerette CM, Brewer CA, Silva S, Tanabe P. A participação em uma conferência educacional sobre células falciformes melhora o conhecimento e a atitude do clínico em relação aos pacientes com doença falciforme? Pain Management Nursing 2016; 17(3): 226-234.
28. Nascimento EPL, Correa CRS. O agente comunitário de saúde: formação, inserção e práticas. Cad saúde pública. 2008 ; 24(6) : 1304-13.

CAPÍTULO IV
DEBATE GERAL

Propomo-nos conduzir a presente argumentação em correlação com os objectivos estabelecidos, os relativos a :

Determinação da fiabilidade diagnóstica do teste Sickle SCAN® no rastreio de recémnascidos em Lubumbashi

Os testes de diagnóstico precoce continuam a ser um fator-chave na redução da mortalidade por esta doença [1]. O teste rápido foi capaz de detetar perfeitamente os fenótipos Hb AC e Hb SS diagnosticados por eletroforese capilar, e a sensibilidade é quase perfeita para Hb AS e Hb AA. Globalmente, a proporção de erros de classificação (resultados discordantes entre o Sickle SCAN® e a eletroforese capilar) é estimada em 2,74% (10/365) dos testes realizados, uma taxa superior aos 1,1% encontrados na África Ocidental (Bamako e Lomé) por Segbena et al [2] e inferior a 4% da relatada em Paris (França) no estudo de Nguyen-Khoa et al [3]. Nwegbu MM et al, em 2017, na Nigéria (Gwagwalada), encontraram uma taxa de incompatibilidade de 1,8% em comparação com a cromatografia líquida de alta eficiência [4]. Em termos de fiabilidade, o teste de varrimento falciforme no nosso estudo demonstrou uma sensibilidade de 95,83% a 100% e uma especificidade de 96,48% a 100% na deteção de Hb A, Hb S, Hb C em comparação com a eletroforese como método de referência. Smart LR et al em 2018, de forma semelhante na Tanzânia (Mwanza), mostraram uma sensibilidade de 98,1% e uma especificidade de 91,1% [5]. Mc Gann PT et al em 2016 nos EUA (Cincinnati) mostraram uma sensibilidade de 98,3% a 100% e uma especificidade de 92,5% a 100% [6]. Siana N et al em 2019 na Tanzânia (Dar es Salaam), encontrou uma sensibilidade de 100% e uma especificidade de 98% a 100% [7], Julie K et al em 2015 na Carolina do Sul (Charleston e Durham), encontrou uma sensibilidade de 100% e uma especificidade de 98% a 100% [8].

Determinar o nível de aceitabilidade da DND e os factores que a influenciam na população da cidade de Lubumbashi

A boa aceitabilidade da DND entre a população lusófona pode ser observada com uma taxa de 84,50, o que é relativamente próximo dos 86% encontrados por Oluwole et al (Lagos) [9] e 86,1% encontrados por Nnodu et al [10] na Nigéria. Foram registadas taxas mais elevadas: 99% por Tubman et al [11] na Libéria (Monróvia) e 99,7% por Odunvbun et al [12] na Nigéria (Cidade de Benin). No entanto, em contraste com os nossos resultados, um estudo recente efectuado em Koula-Moutou (Gabão) por Mombo LE et al em 2021 encontrou uma taxa de aceitabilidade de 30% [13]. Pensamos que os nossos resultados podem ser parcialmente explicados pelo facto de uma grande maioria da população ser cristã. Os nossos resultados também mostram que o nível de aceitabilidade da DND estava associado à idade e ao género, em contraste com o estudo de Nnodu et al [10]. No entanto, os inquiridos do sexo feminino foram mais favoráveis do que os do sexo masculino. Acreditamos que isto se deve aos papéis desempenhados pelas mulheres africanas e à sua posição no agregado familiar, como Agnès Lainés também demonstrou em Paris em 2012: "... são elas que cuidam e educam as crianças, são também muitas vezes o suporte financeiro das suas famílias, os contactos dos médicos, são elas que vão às consultas e muitas vezes também trabalham em associações... O seu fardo é tanto moral como físico ou material...". [Em comparação com os protestantes/pentecostais e os católicos, os muçulmanos aceitaram menos a DND. Esta conclusão é consistente com a de Nnodu et al [10], que concluíram que os muçulmanos apoiavam menos as DND. Acreditamos que isto se deve, em parte, ao facto de a grande maioria das igrejas cristãs exigir que os casais que pretendem contrair matrimónio façam previamente o teste. Apenas 18,55% das pessoas com doença falciforme conheciam o seu estado, uma taxa muito mais elevada do que na Nigéria (3,5%), de acordo com Modell B et al em 2007 [15]. Acredita-se que isso se deva a uma falta de conscientização e equívocos que precisam ser adequadamente abordados não apenas em todos os níveis de saúde, mas também por meio de colaboração intersetorial funcional, particularmente com a mídia.

Determinação da prevalência da doença falciforme em recém-nascidos em Lubumbashi

Nove maternidades da cidade de Lubumbashi efectuaram o rastreio neonatal da anemia falciforme em 600 mães, com uma taxa de participação de 89,7%. O estudo de prevalência constatou que 5,01% dos recém-nascidos eram SS (homozigotos falciformes), 26,21% eram AS (portadores do traço falciforme) e 0,19% eram AC (portadores do traço C). Antes de nós, Shongo e Mukuku em 2018 encontraram uma prevalência de 12,14% de Hb AS e 3,47% de Hb SS durante uma pesquisa realizada em 3 unidades de saúde na cidade de Lubumbashi [16]. Vierin NY et al, em 2012, no Gabão (Libreville), num estudo realizado em 2 maternidades, encontraram uma prevalência de 15,10% de Hb AS e 1,80% de Hb SS [17]. Agasa et al, em 2007, num estudo realizado em 5 unidades de saúde na cidade de Kisangani, encontraram uma prevalência de 23,3% de Hb AS e 0,96% de Hb SS [18] e, num outro estudo realizado por Tshilolo et al em toda a RDC, em 2009, relataram uma prevalência de 16,9% de Hb AS e 1,4% de Hb SS [19]. Em 2008, Mutesa L et al efectuaram um estudo na região dos Grandes Lagos (Burundi, Ruanda e a parte oriental da RDC) em 4 maternidades e encontraram uma prevalência de 3,28% de Hb AS e 0,11% de Hb SS [20]. Odunvbun ME et al em 2008 na Nigéria (Cidade de Benin), encontraram uma prevalência de 20,6% de Hb AS e 2,8% de Hb SS [12]. Siana N et al em 2019 na Tanzânia (Dar es Salaam) relataram 12,7% de Hb AS, 0,8% de Hb SS [7]. Antoine LK et al em 2021 em Kindu (RDC) relataram uma prevalência de 1,9% SS Hb, 26,8% AS Hb [21]. Pensa-se que esta elevada prevalência de 5,01% (que aumenta com o tempo) resulta da falta de rastreio neonatal, do crescimento da população, de uma grande falta de conhecimento sobre a doença falciforme entre os prestadores de cuidados de saúde e da falta de um programa nacional ativo para combater a doença falciforme.

Avaliação dos conhecimentos dos profissionais de saúde sobre a doença falciforme e o rastreio neonatal em Lubumbashi, República Democrática do Congo

Verificamos que 7,96% da população-alvo da nossa pesquisa tinha bom conhecimento sobre a doença falciforme, achado semelhante ao de Barroso et al em 2013 no Brasil [22]. E 23,66% tinham conhecimento bom ou excelente sobre triagem neonatal, ao contrário de Mc Walter et al [23] em 2011 nos EUA (Havaí, São Francisco e Salt Lake City) que encontraram 89,4%

com conhecimento bom ou perfeito. Especificamente, mais de 58% das respostas corretas foram dadas, apenas em três temas sobre anemia falciforme, a saber: triagem neonatal, definição e genotipagem da anemia falciforme. Nos demais temas, as taxas de boas respostas variaram de 11,6% a 46,0%. Em relação à triagem neonatal, 64,3% dos participantes afirmaram que a doença pode ser diagnosticada pelo hemograma ou pela contagem de hemácias. Relativamente ao tipo de estabelecimento de saúde, em comparação com os estabelecimentos de saúde privados, os estabelecimentos de saúde públicos tinham uma probabilidade significativamente maior de saber que a doença falciforme não afecta os indivíduos afro-americanos (74,11%). Verificámos também que 46,57% dos médicos tinham um nível de conhecimento muito mais elevado do que os enfermeiros (19,92%) sobre a doença falciforme e o rastreio neonatal. Resultados semelhantes (29,8% dos médicos e 54,4% dos enfermeiros) foram relatados anteriormente por Barroso et al [22]. O nosso estudo refere ainda que 75% dos profissionais afirmaram não ter participado numa ação de formação sobre a doença falciforme. Este resultado é perfeitamente comparável ao encontrado por Barroso et al. no Brasil, que observaram que um grande número de profissionais não havia recebido treinamento em doença falciforme (94,2%) [22]. Esses resultados demonstram uma significativa falta de conhecimento dos profissionais de saúde sobre a doença falciforme em geral.

Limitações do estudo :

No caso das perguntas fechadas e auto-administradas, foi dada aos participantes a oportunidade de responderem com calma, de modo a não sentirem que estavam a ser observados por um supervisor. Por conseguinte, não podíamos ter a certeza da veracidade das respostas dadas pelos participantes na altura, mas, por respeito pela ética, confiámos nos resultados, uma vez que tinham manifestado a sua vontade de participar livremente no estudo. Uma limitação importante do estudo sobre a aceitabilidade da DND pela população de Lush é a possibilidade de viés de seleção, uma vez que a nossa população de estudo é exclusivamente urbana. Assim, os resultados deste estudo só poderiam ser considerados aplicáveis à população urbanizada, mas os resultados desta investigação constituem um ponto de partida aceitável para a discussão de uma política nacional para o DND.

Referências

1. Platt OS, Brambilla DJ, Rosse WF, Milner PF, Castro O, Steinberg MH, et al. Mortalidade na doença falciforme. Expectativa de vida e factores de risco para morte precoce 1994. N Engl J Med;330(23):1639-44.
2. Segbena AY, Guindo A, Buono R, Kueviakoe I, Diallo DA, Guernec G, et al. Precisão do diagnóstico em condições de campo do teste rápido SCAN® para a doença falciforme entre crianças e adultos em dois contextos da África Ocidental: o estudo DREPATEST 2018. BMC hematologia; 18: 26.
3. Nguyen-Khoa T, Mine L, Allaf B, Ribeil JA, Remus C, Stanislas A, Gauthereau V, Enouz S, Kim JS, Yang X, Gluckman E, Beaudeux JL, Munnich A, Girot R e Cavazzana M. Sickle SCAN™ (BioMedomics) preenche as condições analíticas para o rastreio neonatal da doença

falciforme 2018. Ann Biol Clin; 76(4): 416-20.

4. Nwegbu MM, Isa HA, Nwankwo BB, Okeke CC, Edet-Offong UJ, Akinola NO et al. Avaliação preliminar de um dispositivo de teste no local de atendimento (Sickle SCAN) no rastreio da doença falciforme 2017. Hemoglobin.;41(2):77–82.

5. Smart LR, Ambrose EE, Raphael KC, Hokororo A, Kamugisha E, Tyburski EA, Lam WA, Ware RE e McGann PT. Deteção simultânea de anemia e doença falciforme no ponto de atendimento na Tanzânia: o estudo RAPID 2018. Ann Hematol. 97(2):239-46.

6. McGann PT, Schaefer BA, Paniagua M, Howard TA e Ware RE. Caraterísticas de um imunoensaio de fluxo lateral rápido, no local de atendimento, para o diagnóstico da doença falciforme 2016. Am J Hematol. 91(2):205-10.

7. Siana N, Lillian M, Deogratias S, Vera M, Promise B.M, et al. Rastreio neonatal para a doença falciforme: um programa-piloto inovador para melhorar a sobrevivência infantil em Dar es Salaam, Tanzânia Int Health 2019; 11: 589-595

8. Julie K, Marilyn JT, Carolyn H, Christopher L.R, Jason S. K e Xiaoxi Y. Validação de um novo dispositivo de teste de ponto de atendimento para doença falciforme 2015. V 13, Nº do artigo: 225.

9. Oluwole EO, Adeyemo TA, Osanyin GE, Odukoya OO, Kanki PJ e Afolabi BB Viabilidade e aceitabilidade do rastreio infantil precoce da doença falciforme em Lagos, Nigéria - Um estudo piloto 2020. PLoS ONE 15(12): e0242861.

10. Nnodu OE, Adegoke SA, Ezenwosu OU, Emodi II, Ugwu NI, Ohiaeri CN, et al. Um inquérito multicêntrico sobre a aceitabilidade do rastreio neonatal da doença falciforme na Nigéria 2018. Cureus; 10(3): e2354.

11. Tubman VN, Marshall R, Jallah W, Guo D, Ma C, Ohene-Frempong K, et al. Rastreio neonatal da doença falciforme na Libéria: Um estudo piloto 2016. Cancro do Sangue Pediátrico; 63
(4): 671-676.

12. Odunvbun ME, Okolo AA, Rahimy CM. Rastreio neonatal da doença falciforme num hospital nigeriano 2008. Saúde pública; 122(10): 1111-1116.

13. Mombo LE, Makosso LK, Bisseye C, Mbacky K, Setchell JM e Edou A. Aceitabilidade do rastreio da doença falciforme neonatal entre parturientes no Hospital Regional Paul Moukambi na zona rural do Gabão Oriental, África Central 2021. Jornal Africano de Saúde Reprodutiva; 25(3): 72-77.

14. Agnès LAINÉ. "Women as victims? Comprendre la construction d'une anthropologie collective dans des jeux d'échelles face au risque de drépanocytose" 2012. Migrations santé, n° 144-145, pp. 133-162.

15. Modell B, Darlison M. Global epidemiology of haemoglobin disorders and derived service indicators 2008 (Epidemiologia global dos distúrbios da hemoglobina e indicadores de serviços derivados). Boletim da OMS; 86(6):480-7.

16. Shongo MYP, Mukuku O. Triagem neonatal para doença falciforme em Lubumbashi, RDC 2018. Revista do Enfermeiro Congolês. 2 : 62-63.

17. Vierin Nzame Y, Boussougou Bu Badinga I, Koko J, Blot Ph e Moussavou A. Rastreio da doença falciforme neonatal no Gabão 2012. Médecine d'Afrique Noire; 59 (2): 95-99.

18. Agasa B, Bosunga K, Opara A, Tshilumba K, Dupont E, Vertongen F, Cotton F, Gulbis

B. Prevalência da doença falciforme numa região do nordeste da República Democrática do Congo: qual o impacto na política de transfusão? J Med Screen. 2007; 14(3): 113-6.

19. Tshilolo L, Aissi LM, Lukusa D, Kinsiama C, Wembonyama S, Gulbis B e Vertongen F. Rastreio neonatal da anemia falciforme na República Democrática do Congo: experiência de um projeto pioneiro em 31 204 recém-nascidos em 2010. Transfus Med ; 20(1) : 62-5.

20. Mutesa L, Boemer F, Ngendahayo L, Rulisa S, Rusingiza EK, Cwinya-Ay N, Mazina D, Kariyo PC, Bours V e Schoos R. Rastreio neonatal da doença falciforme na África Central: um estudo de 1825 recém-nascidos com um novo teste de imunoabsorção enzimática 2008. Public Heath; 122(9): 933-41.

21. Antoine LK, Franck NL, Donatien KNN, Léon TM. Triagem neonatal para doença falciforme na cidade de Kindu, leste da República Democrática do Congo: estudo preliminar em nove maternidades, 2021.

22. Barroso LMFM, Araújo TME, Alves BE, de Carvalho MDC. Conhecimento dos profissionais da estratégia saúde da família sobre a doença falciforme 2013. Revista de Pesquisa Cuidado é Fundamental Online; 5(6): 9-19.

23. McWalter KM, White EM, Hayes DK, Au SM. Conhecimento dos médicos sobre o rastreio de hemoglobinopatias em recém-nascidos. Revista Americana de Medicina Preventiva 2011; 41(6): S384- S389.

CONCLUSÃO GERAL

No final deste trabalho, constatamos que : O teste Sickle SCAN® demonstrou uma fiabilidade indiscutível (97,26%) na DND em Lubumbashi. Dadas as suas vantagens, será altamente benéfico e eficaz no tratamento global das crianças com doença falciforme e facilitará a implementação de programas de rastreio sistemático em grande escala. A aceitabilidade do rastreio neonatal da doença falciforme é de 84,5% e é influenciada pela idade, religião e género. A prevalência da doença falciforme é elevada devido à falta de medidas de rastreio, apesar da existência de numerosas publicações anteriores. No nosso estudo, 68,59% dos recém-nascidos eram AA, 26,21% AS, 5,01% SS e 0,19% AC. Em geral, 7,96% dos profissionais de saúde tinham um bom conhecimento sobre a doença falciforme e 23,66% tinham um bom conhecimento sobre a DND.

PERSPECTIVAS

Para melhorar a sobrevivência das crianças com doença falciforme, seria aconselhável :

• Desenvolver programas de formação e informação a integrar no sistema
sistema nacional de ensino (primário, secundário e universitário)

• Seguimento longitudinal das crianças rastreadas

RECOMENDAÇÕES

Na África subsariana, a doença falciforme é frequentemente diagnosticada no final da infância, quando os sintomas clínicos aparecem pela primeira vez. O custo elevado e a complexidade dos métodos de diagnóstico convencionais limitam o rastreio neonatal. Estes métodos não são rápidos nem fáceis de implementar em locais com recursos limitados, uma vez que requerem um investimento financeiro substancial. As nossas recomendações podem ser resumidas da seguinte forma:

1° Ao Ministério da Saúde Pública :

❖ Dado o seu baixo custo, rapidez e fiabilidade, o teste Sickle Scan deve ser disponibilizado em todas as zonas sanitárias, a fim de aumentar sistematicamente a DND com vista a cobrir todo o país. Isto permitirá a implementação de cuidados preventivos e em massa para as crianças com anemia falciforme e gerará registos nacionais de anemia falciforme.
❖ Introduzir o rastreio neonatal sistemático antes da alta das maternidades;

❖ Estabelecer programas de formação contínua ativa para o pessoal de saúde sobre a doença falciforme e a sua gestão;
❖ Intensificação da mobilização de massas e dos esforços de sensibilização, com apelos aos líderes religiosos e aos meios de comunicação social para demonstrar o valor do rastreio pré-matrimonial da anemia falciforme.

2° Médicos e enfermeiros que trabalham em medicina pediátrica

❖ Participar em programas de formação contínua sobre a anemia falciforme, a fim de assegurar uma mão de obra qualificada no sector da saúde num ambiente altamente afetado.

3° À Comunidade :

❖ Aderir aos programas de rastreio e gestão das células falciformes recomendados pelo pessoal de saúde através de campanhas de sensibilização.

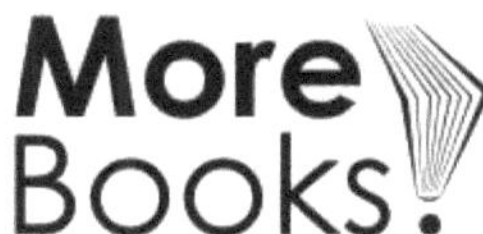

I want morebooks!

Buy your books fast and straightforward online - at one of world's fastest growing online book stores! Environmentally sound due to Print-on-Demand technologies.

Buy your books online at
www.morebooks.shop

Compre os seus livros mais rápido e diretamente na internet, em uma das livrarias on-line com o maior crescimento no mundo! Produção que protege o meio ambiente através das tecnologias de impressão sob demanda.

Compre os seus livros on-line em
www.morebooks.shop

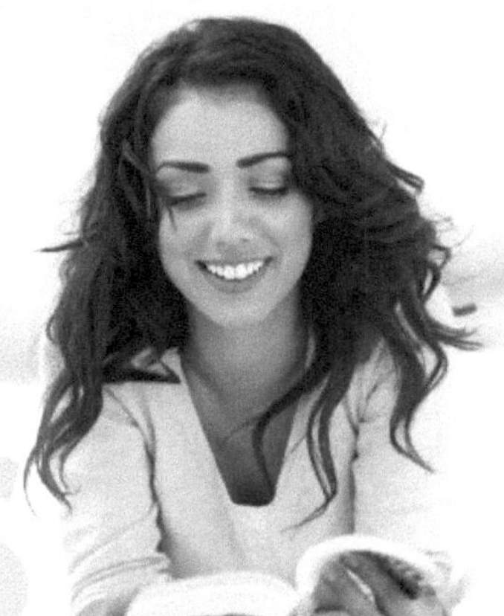

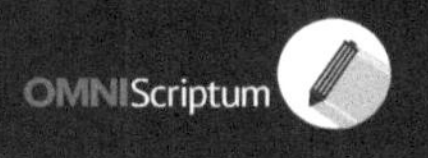

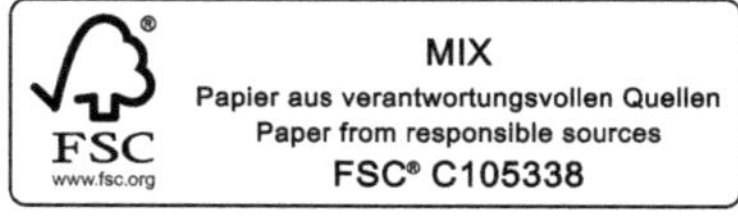

Printed by Books on Demand GmbH, Norderstedt / Germany